SHODENSHA
SHINSHO

法医学者が見た
再審無罪の真相

田茂實

祥伝社新書

はじめに「法医学者が見た再審無罪の真相」

昭和四十三年（一九六八）に東北大学医学部法医学教室に入局し、赤石英《あかいしすぐる》教授の指導を受けて、研究・実務を開始して以来、四〇年以上にわたり法医学の教育・研究・実務に励んでまいりました。

昭和六十年（一九八五）六月に、日本大学医学部法医学教授となり、出身地の埼玉県内の殺人事件やひき逃げ事件などの、凶悪犯罪の真犯人は逃さないぞという意気込みで司法解剖を分担していました。

熊谷《くまがや》高校の同級生が警察幹部や県庁の幹部になっていましたので、犯罪の疑いはないが死因が不明な遺体を解剖する〝承諾解剖〟を比較的早期に実現できたのも、出身地に関係者がいてくれたことが大きな要因でした。

日本大学医学部の教授になった直後から、日本大学法学部の講義を依頼され、三〇年にわたり毎週火曜日に講義を継続しています。多いときには一〇〇〇人の大講堂がほぼ満員になり、筆記試験の採点が大変でした。しかし、私の講義を聴き、医学部で行なわれる司法解剖を見学したり、医学部の徹夜になることもある法医学実習を経験した法学部生の中には、新聞社の部長になったり、弁護士になった学生もおりました。

日大医学部で施行していた法医学実習は、他の大学では実現されていない充実した内容でもありましたので、東京弁護士会の選ばれた司法修習生も参加するようになりました。この法医学実習を経験した後に、裁判官・検察官や弁護士となって活躍している方々も約五〇〇名を超えています。

この当時行なわれていた法医学実習は、次のようなものでした。
①各人の血液を採取し、ＡＢＯ式血液型を検査し、血液型不明の試料を渡され、当日夕方までにそのＡＢＯ式血液型を解離試験で解答する。
②各人の血液について、ＤＮＡ型検査を行なうと同時に、血液型不明の別な試料を渡され、当日夕方までにそのＡＢＯ式血液型を吸収試験で解答する。
③薬毒物検査（農薬・アルコール・予備検査など）、実際に飲酒した実験者の血液と呼気からアルコール濃度を検査する。
④土曜日午前九時より、抽選で当てられた擬似事件の検査を行ない、鑑定書の作成を午後三時までに行なう。その後擬似鑑定人尋問により、真相究明できたかどうかが判定される。
およそ一〇件の擬似事件の鑑定試料が提示されており、血液型、ＤＮＡ型、毒物鑑定、指

紋鑑定、骨の鑑定などであり、それまでの医学教育で得た知識をフルに回転させて厳しい鑑定人尋問に耐えられるかどうかということが問われます。鑑定人尋問が混乱しますと一件で一～二時間におよぶこともあり、全部終了する時刻がその日に終わることは少なく、午前三～四時になることもあり、場合によっては翌朝七時になり朝日がまぶしかったこともありました（司法修習生が参加できない東京都監察医務院の見学と死亡診断書［死体検案書］作成の実習も医学部生にはありました）。

平成二十年（二〇〇八）には日本大学の定年規定により、医学部教授（法医学）から研究所教授（法医学）という非常勤的な教授となりました。そして、平成二十三年（二〇一一）四月より、日本大学名誉教授となりました。

日本大学法学部の講義はその後も継続しております。上智大学法学部の講義も一七年間継続し、大講堂で約六〇〇人の学生に講義していましたが、平成二十四年（二〇一二）に後任に引き継ぎました。

法科大学院（ロースクール）が平成十六年（二〇〇四）から開始されましたが、日本大学と慶應義塾大学に依頼されて、一〇年間継続して法医学や医療と法の講義を担当していました。日本大学法科大学院の講義は現在も継続していますが、慶應義塾大学法科大学院の講義は平成二十六年（二〇一四）から、東北大学出身の大野教授（日本医大）に引継ぎました。

ＤＮＡ鑑定の指導を、平成二十二年（二〇一〇）十月より依頼されている一般財団法人材料科学技術振興財団（Foundation for Promotion of Material Science and Technology of Japan 略称＝ＭＳＴ、世田谷区《せたがや》）の鑑定科学技術センターの顧問は継続しており、警察以外の民間ＤＮＡ鑑定機関として一人歩きできるように援助しています（平成二十三年十月に新築され、日弁連や東京弁護士会などの弁護士も見学に来ています。季刊『刑事弁護No.69』に見学記が掲載されています）。

日本大学医学部教授の時には、教育・研究・実務の解剖などに追われていましたので、基本的には死刑か無期懲役のケースしか相談に応じませんでした。その一例が一審・控訴審で死刑判決のため、上告していたいわゆる「山中温泉事件《やまなか》」でした。

東北大学教養部の寮で一緒に生活していた法学部の同級生が、弁護士として相談に見えたのがきっかけで、各種アドバイスをした結果、死刑判決が最高裁で差し戻され、その後無罪が確定したのでした。

この事件が縁で、福井《ふくい》中学生殺人事件に関与することになりました。一審無罪、控訴審で懲役七年と変更され、最高裁に損傷に関する鑑定書を提出したにもかかわらず、有罪確定でした。その後の再審請求で、一度認められた再審開始決定が取り消され、現在も再審を請求中です。

前著『法医学現場の真相―今だから語れる「事件・事故」の裏側』を刊行したのは、足利《あしかが》事件無罪（無実）判決言い渡し予定の平成二十二年三月二十六日でした。その後布川《ふかわ》事件、東電女性会社員殺人事件の再審無罪に続いて、袴田《はかまだ》事件再審開始決定が出ました。

そこで、今回最近の再審無罪事件や、関連するＤＮＡ型鑑定などに関して、実際に経験した刑事裁判の問題点などについて記載した本書を刊行することになりました。

今年の運勢「中吉」はまだ続くのでしょうか？

平成二十六年十一月

押田茂實《おしだしげみ》

法医学者が見た再審無罪の真相●目次

編集協力／（株）渋柿舎
本文組版・図版作成／イストゥワールF2

第一章

再審無罪事件

袴田事件

死刑判決事件の再審決定…事件後四八年

冤罪事件はこうして始まった

昭和四十一年（一九六六）六月三十日午前二時頃、静岡県清水《しみず》市の味噌《みそ》製造業の男性（四一歳）と妻（三八歳）、長男（一四歳）および次女（一七歳）、の四名が、火災現場で死亡しているのを発見されました。なお、長女はこの日には祖父の家に泊まっていたため、難を逃れました。

被害者の遺体は、事件の翌日に司法解剖されたのですが、当時の静岡県内では、医学部がなかったために司法解剖は大学などで行なわれておらず、地元の病院長が二体、開業医が二体の解剖をしていました。いずれの死体にも多数の刺創《しそう》などが見られ、火災現場からは凶器と見られる先端部が破損しているくり小刀が発見されていました。

死体解剖鑑定書には、身長は測定しているものの体重や腹部の皮下脂肪の厚さ、内部諸臓器の重さなどを測定していませんので、死亡した四人の体格や栄養状態を判断しがたい状況でした。

七月四日、静岡県警清水警察署は味噌製造工場および工場内従業員寮を捜査し、当時従業員として寮にいた、元フェザー級のプロボクサー袴《はかま》田《だ》巖《いわお》氏（当時三〇歳）の部屋から、極微量の血痕《けっこん》が付着したパジャマを押収しました。

八月十八日に、静岡県警は袴田氏を強盗殺人、放火、窃盗容疑で逮捕しました。袴田氏は犯行を頑強に否認していましたが、勾留《こうりゅう》期限三日前の九月六日に一転して自白したのです。

その背景には、長時間におよぶ過酷な取り調べがあったとされています。

ところが、第一審開始後の事件発生から一年二ヵ月後の昭和四十二年（一九六七）八月三十一日になって、味噌製造工場の味噌タンク内から、麻袋に入れられた血染めの「五点の衣類」が発見されたのです。それまで犯行時の着衣は、血痕の付着したパジャマだったものが、袴田氏の自白ではまったく触れられていない「五点の衣類」に変更されたのです。

これらの新発見された着衣は、長期間味噌に漬《つ》けられていたので縮んだのではないかとされていたのですが、再審開始後に服飾専門家の女性の検討によると、もともと加害者が着ることができない小さいサイズの表示があることが判明しています。

このような矛盾があり、四五通の調書のうち四四通を証拠から排除したにもかかわらず、静岡地裁は昭和四十三年（一九六八）九月十一日に、袴田氏に死刑判決を言い渡しました。さらに昭和五十一年（一九七六）五月十八日には、東京高裁は控訴を棄却し、そして昭和五十五年（一九八〇）十一月十九日の最高裁の上告棄却により、死刑が確定することになりました。

弁護側から依頼された鑑定では

弁護側は昭和五十六年（一九八一）四月二十日から再審請求をしました（第一次再審）。私は弁護側から、凶器とされる先端部が欠けた13・6cm程度のくり小刀が凶器として矛盾するかに関する鑑定を依頼されたのです。

被害者の体格等の詳細なデータが取られていませんでしたが、高校生の次女が被害に遭う約二ヵ月前に測定された身体検査記録が新たに発見されたのです。これは死亡時の体型と考えてよいと判断されます。身体検査記録によれば、次女の身長は158・5cm、体重60kg、胸囲87・2cm、座高81・8cmでした。

そこで、被害者と同じくらいの年齢で、同様の体格の女性を探したところ、二人の女性ボランティアの協力が得られ、彼女たちのCT画像について検討することができたのです。

解剖所見に記載されている、損傷の凶器と矛盾が見られるかどうかを鑑定したのです。

解剖所見に記載された「外表から胸椎《きょうつい》左側の損傷」の長さは、次女と体型の類似している女性においては約14・7㎝から15・0㎝と推定されましたので、このくり小刀では胸椎左側までは達しないという矛盾が生じるという結論になりました。

私は次女に関する画像の検討を行ない、凶器のくり小刀でこの損傷が成傷可能かどうかについて疑問があるとする書類を、平成五年（一九九三）五月一日に提出しました。

平成六年（一九九四）八月九日に、静岡地裁は再審請求を棄却しました。私が提出した「CT画像分析で得られた数値から、被害者が受けた損傷の深さを推定していること」については、「たった二人の女性のデータでは信用できない」という主旨で、受け容れられないとする決定でした。

ただちに弁護側は即時抗告を行ないました。そこで、さらなる八名の女性の協力が得られましたので、症例を一〇例に増やしました。その平均値では身長は約158・4㎝、体重は約56kg、胸囲は約88㎝くらいになり、外表から胸椎左側までの平均値は約17㎝であるという追加書類を、平成七年（一九九五）六月五日に提出しています。

再審開始決定がされるまでの長い道のり

その後、平成十二年（二〇〇〇）七月十三日に、その当時のDNA型鑑定が施行された結果が出ていますが、科学警察研究所と岡山大学の教授から、試料が古いとか、保存状態が悪いという理由で鑑定は不能であるという鑑定書が提出されています。

平成十年（一九九八）三月から平成十二年（二〇〇〇）七月に、当時の岡山大法医学の石《いし》津日出雄《づひでお》教授が東京高等裁判所から依頼されて、DNA型鑑定をしていました。「血痕量の少ない白半袖シャツから採取した試料（B型の血液が付着しているとされている部分）については、他の各鑑定試料の検査成績から、今回採用した方法ではDNA型の検出はきわめて困難と思われ、試料の保存を優先して検査を実施しなかった」と記載しており、鑑定人の識見の高さに感動した記憶があります。

これらの試料から一〇年後に再鑑定で驚くべき結果が得られることには、当時まだ関係者も気付いていませんでした。

第一次再審請求は棄却されましたが、平成二十年（二〇〇八）四月二十五日に、弁護側は静岡地裁に対して第二次再審請求をしました。この頃から、袴田氏は獄中で拘禁反応が強くなり、あるいは糖尿病と診断されました。

この事件では、さらに予想外の事実が最近判明しました。公判中に発見された着衣について、服飾専門家の女性の検討によりますと、この着衣はもともとこの加害者が着ることができないような着衣であることが書類にまとめられ、さらに再審請求が続けられていたのです。

私はこの経験から、下着や着衣に関する検討の際には、若い女性の弁護士さんなどの協力が大切であることを痛感しました。

その後、第二次再審請求審において、後日発見された五点の衣類のＤＮＡ型を鑑定することを決定しています。その決定の一部として、平成二十三年（二〇一一）十二月二十二日に、弁護側の鑑定で「袴田さん

袴田事件略年表

昭和41年（1966）	6月30日	静岡県清水市（当時）で事件発生
	8月18日	事件から49日目、袴田氏（30歳）を逮捕
	9月6日	逮捕から20日目、袴田氏犯行を自白
	9日	住居侵入、強盗殺人、放火罪で静岡地裁に起訴
	11月15日	静岡地裁第1回公判
昭和42年（1967）	8月31日	事件から1年2ヵ月後、5点の衣類発見
昭和43年（1968）	9月11日	静岡地裁で死刑判決（2：1）
昭和51年（1976）	5月18日	東京高裁で控訴棄却
昭和55年（1980）	11月19日	最高裁が上告棄却（死刑確定）
平成5年（1993）	5月1日	押田鑑定書（凶器について）
平成6年（1994）	8月8日	静岡地裁が再審請求を棄却
平成16年（2004）	8月26日	東京高裁が即時抗告棄却
平成20年（2008）	3月24日	最高裁第二小法廷が特別抗告棄却
	4月25日	静岡地裁に第2次再審請求
平成23年（2011）	8月23日	静岡地裁が、5点の衣類のDNA鑑定を決定
平成25年（2013）	12月2日	最終意見書提出
平成26年（2014）	2月7日	死刑の執行と拘置の執行の停止申立
	3月27日	再審開始決定。袴田氏釈放
	31日	静岡地検が即時抗告

と一致しない」という報道がされるようになりました。

さらに白い半袖シャツの右肩の血痕がB型でした。これが袴田氏の血液型と一致するということで、有罪の決め手になっていたのですが、この血痕のDNAは弁護側の鑑定でも検察側の鑑定でも、袴田氏と一致しないということになりました。

平成二十五年（二〇一三）十二月二日に、最終意見書が出されました。平成二十六年（二〇一四）三月二十七日に、再審開始決定が出され、その後の三月三十一日に、静岡地検は即時抗告をしています。

裁判官が画期的な判断を下した再審開始決定の内容

平成二十六年三月二十七日に出された再審決定では、「弁護人が提出した証拠、とりわけ五点の衣類等のDNA型鑑定および五点の衣類の色に関する証拠は、新規性の要件を満たすものであり、最重要証拠の五点の衣類が元被告のものでも犯行着衣でもなく、後日に捏造《ねつぞう》された疑いを生じさせるものである」という画期的な決定になりました。

また「このDNA型鑑定の証拠などが確定審で提出されていれば、有罪とする判断に到達していなかったと認められる。これらの証拠は刑事訴訟法の無罪を言い渡すべき明らかな証

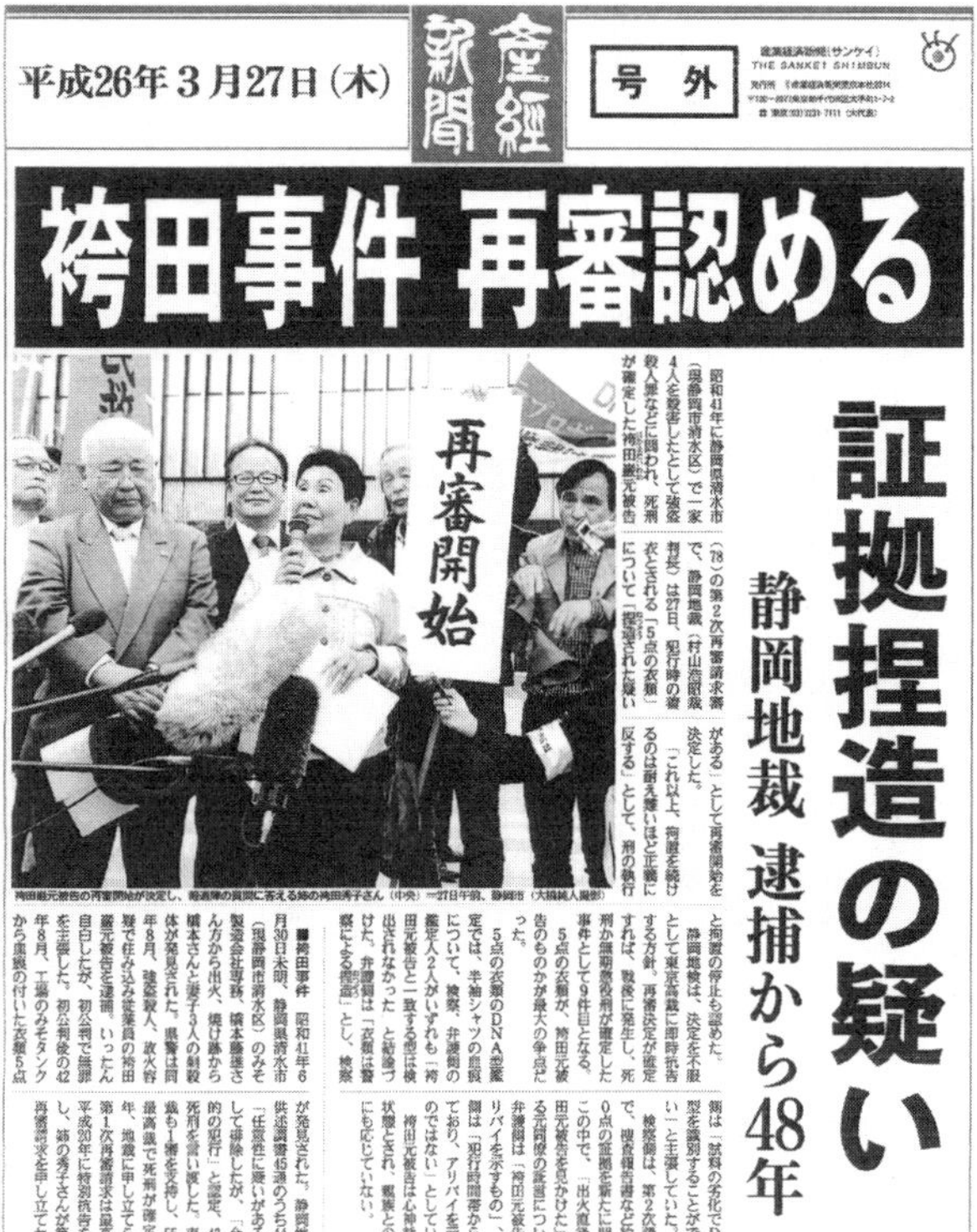
平成26年3月27日（木）　産經新聞　号外

袴田事件 再審認める

証拠捏造の疑い

静岡地裁 逮捕から48年

昭和41年に静岡県清水市（現静岡市清水区）で一家4人を殺害したとして強盗殺人罪などに問われ、死刑が確定した袴田巌元被告（78）の第2次再審請求審で、静岡地裁（村山浩昭裁判長）は27日、犯行時の着衣とされる「5点の衣類」について「捏造された疑いがある」として再審開始を決定した。

「これ以上、拘置を続けるのは耐え難いほど正義に反する」として、刑の執行と拘置の停止も認めた。

静岡地検は、決定を不服として東京高裁に即時抗告する方針。再審決定が確定すれば、戦後に発生し、死刑か無期懲役刑が確定した事件として9件目となる。

5点の衣類が、袴田元被告のものかが最大の争点だった。

5点の衣類のDNA型鑑定では、半袖シャツの血痕について、検察、弁護側の鑑定人2人がいずれも「袴田元被告と一致する型は検出されなかった」と結論づけた。弁護側は「衣類は警察による捏造」とし、検察側は「試料の劣化でDNA型を識別することができない」と主張していた。

検察側は、第2次請求審で、捜査報告書など約600点の証拠を新たに開示。この中で、「出火直後に袴田元被告を見かけた」とする元同僚の供述について、弁護側は「袴田元被告のアリバイを示すもの」、検察側は「犯行時間帯からずれており、アリバイを示すものではない」としていた。

袴田元被告は心神耗弱の状態とされ、親族との面会にも応じていない。

袴田巌元被告の再審開始が決定し、報道陣の質問に答える姉の袴田秀子さん（中央）＝27日午前、静岡市（大橋純人撮影）

■袴田事件　昭和41年6月30日未明、静岡県清水市（現静岡市清水区）のみそ製造会社専務、橋本藤雄さん方から出火、焼け跡から橋本さんと妻子3人の刺殺体が発見された。県警は同年8月、強盗殺人、放火容疑で住み込み従業員の袴田元被告を逮捕。いったん自白したが、初公判で無罪を主張した。初公判後の42年8月、工場のみそタンクから血痕の付いた衣類5点が発見された。静岡地裁は供述調書45通のうち44通を「任意性に疑いがある」として排除したが、「金銭目的の犯行」と認定、43年に死刑を言い渡した。東京高裁も1審を支持し、55年に最高裁で死刑が確定。56年、地裁に申し立てられた第1次再審請求は最高裁が平成20年に特別抗告を棄却し、姉の秀子さんが第2次再審請求を申し立てた。

袴田事件で再審を認める『産経新聞』の号外

拠に該当する。再審を開始すべきである」とされました。

「DNA型鑑定の結果として、弁護側鑑定の結果によれば、五点の衣類の血痕は元被告のものでも、被害者四人のものでもない可能性が相当程度認められる。確定判決によれば、元被告の血痕とされる白半袖シャツ右肩の試料から検出される遺伝子は、元被告の遺伝子と一致するはずであるのに、検出された半分以上が一致しておらず、元被告のものではない蓋然《がいぜん》性が高まった。また五点の衣類および被害者の着衣からは、元被告と同一の遺伝子を除いても、五種類以上の遺伝子が検出される結果が複数確認された。被害者以外の血液が付着している可能性が相当程度認められる。検察側鑑定の結果は、弁護側鑑定の結果と相当異なっている。検査方法としては、弁護側の鑑定がより信頼性の高い方法を用いているから、検察側の鑑定によって信用性が失われることはない」としています。

さらに「五点の衣類の色についても不自然だ。衣類の発見の経緯が不自然だ」という記載もあり、ズボンのサイズも合わないということも指摘され、「新旧証拠の評価として自白調書についても検討した。旧証拠は元被告の犯人性を推認させる力は、もともと限定的または弱いものでしかなく、DNA型鑑定などの新証拠の影響で、その証拠としての価値がほとんど失われたものもある。また、自白調書も証明力が弱く、その他の証拠を総合しても、元被告を犯人だと認定できるものではまったくない」としています。

そして「再審を開始する以上、死刑の執行を停止させるのは当然だ」「裁量により拘置の執行も停止するのも当然だと判断した」「元被告は捜査機関に捏造された疑いのある重要な証拠によって有罪とされ、きわめて長期間死刑の恐怖のもとで身柄を拘束されてきた。無罪の蓋然性が相当程度あることが明らかになった現在、これ以上拘置するのは、耐え難いほど正義に反する状況にある」として執行停止を命じたのです。

先輩裁判官と違う指摘をするには勇気がいる

平成九年（一九九七）三月に発生した「東電女性会社員殺人事件」で、無罪判決が下ったゴビンダ氏に対し、検察が求めた勾留要請を退《しりぞ》けるなど、現職の裁判官として多数の無罪判決を出し、その後、法政大学の法科大学院の教授を務めていた木谷明《きたにあきら》氏（現在・弁護士）は、この袴田事件再審決定に関して、平成二十六年（二〇一四）三月二十八日の東京新聞に、次のように述べた記事が掲載されています。

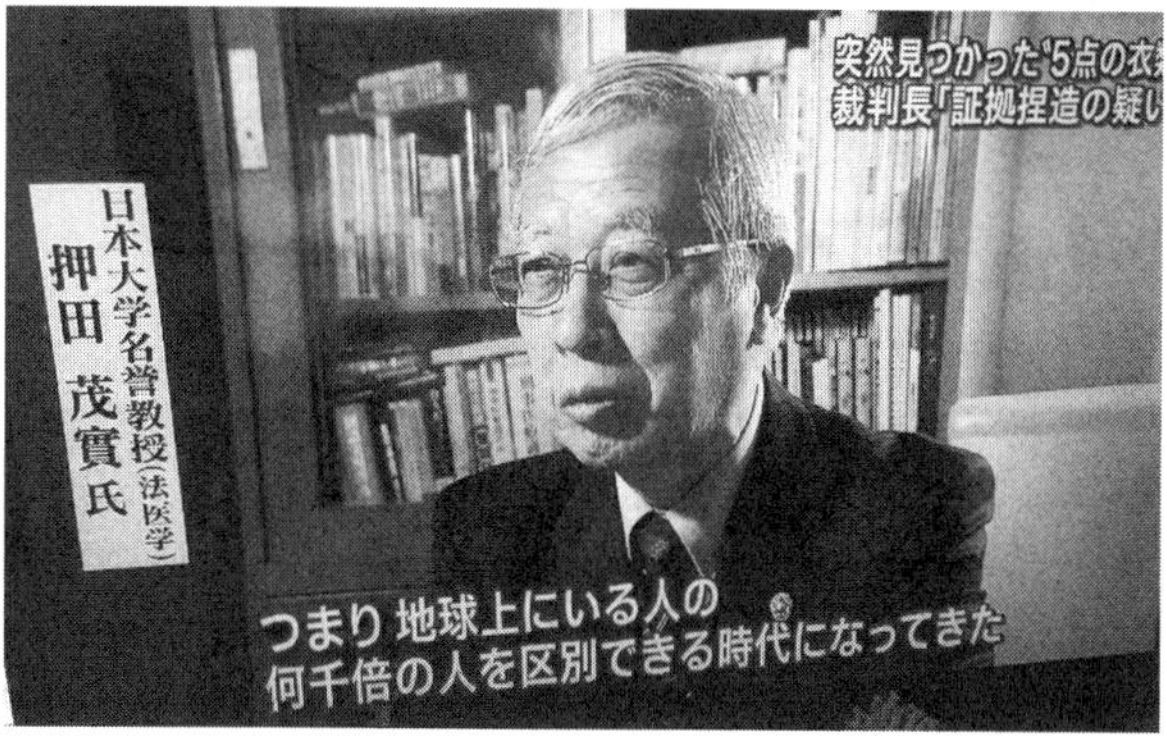
突然見つかった'5点の衣
裁判長「証拠捏造の疑い
日本大学名誉教授（法医学）
押田　茂實氏
つまり 地球上にいる人の
何千倍の人を区別できる時代になってきた

テレビ朝日の取材にコメントする著者

木谷氏は「確定死刑囚への再審開始、さらに証拠の捏造の疑いまではっきりと言葉にした点で画期的な決定だ。先輩の裁判官たちが有罪と言い続けてきた中で、違う指摘をするには勇気がいる」「特に再審請求審では証拠開示を徹底的にしなければならない。再審請求審は裁判官の裁量で進められるので、開示に熱心な人とそうでない人とでは、結果に天と地ほどの差が出る。再審請求は無実の人を救済する手続きなのだから、裁判官はしっかりと証拠を拾っていかなければならない」「今回の拘置の停止も決定したのは、素晴らしい判断だった」と述べています。

　平成二十六年三月二十七日、再審開始決定が出された当日、私はテレビ朝日の『報道ステーション』の取材を受け、

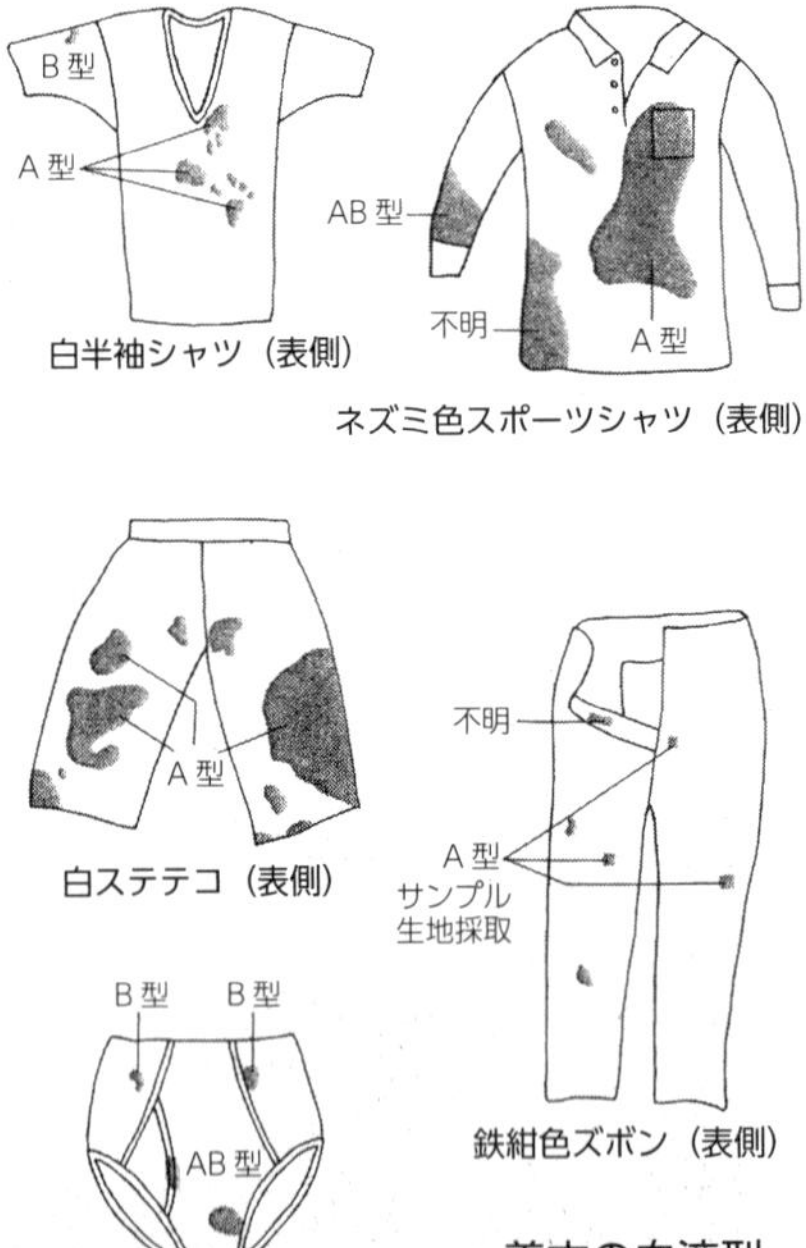

着衣の血液型
参考：『袴田事件』悠思社

「私の計算では、現在のDNA型鑑定は、だいたい10の20乗分の1くらいの精度があり、それを再検討して最先端の技術で分析してもらったということになる」とコメントをしました。

　さらに翌日のTBSテレビの『報道特集』に

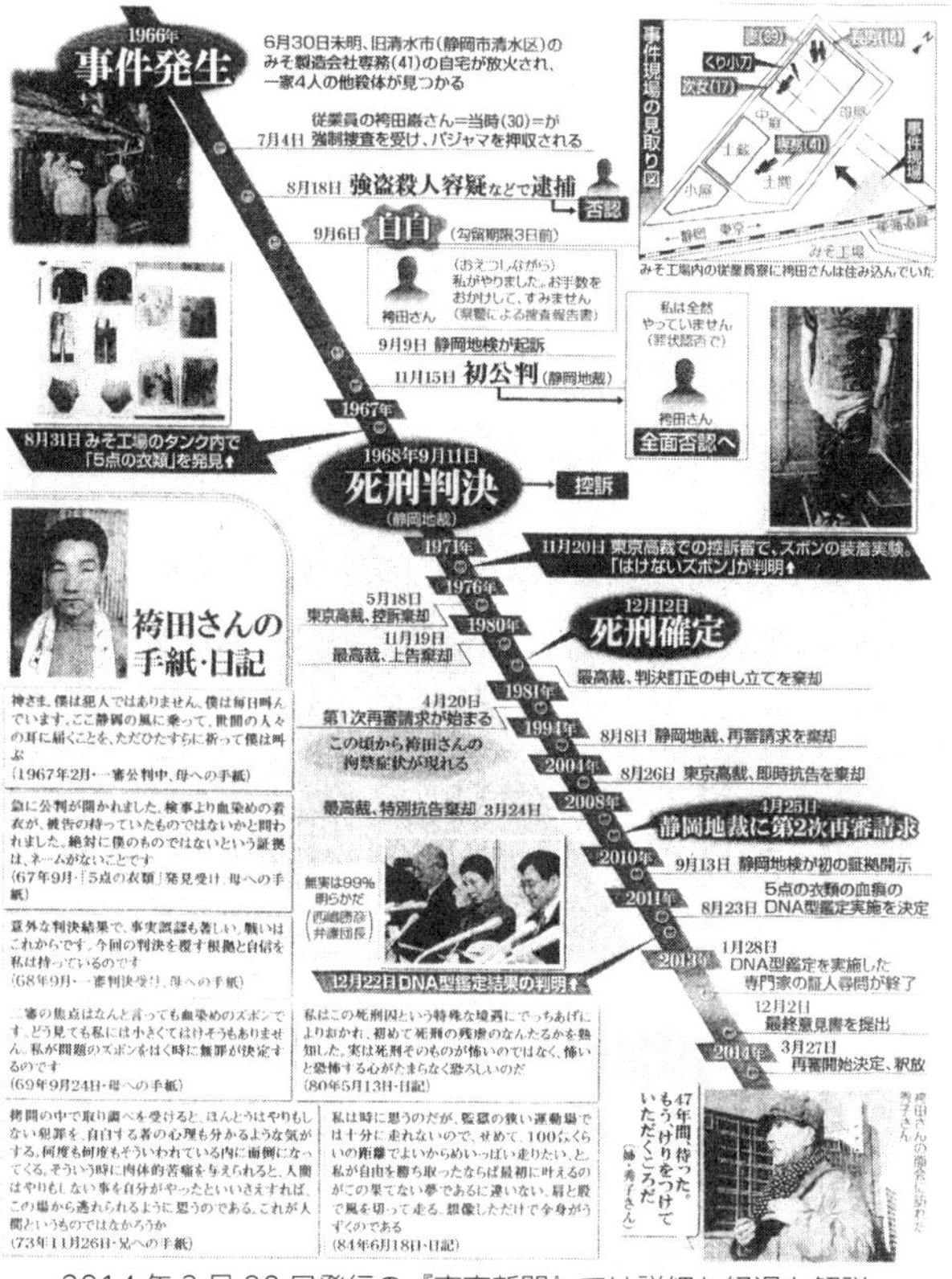

2014年3月28日発行の『東京新聞』では詳細な経過を解説

も取材を受け、再審開始の鍵のＤＮＡ型鑑定について、「最先端のＤＮＡ型鑑定によりますと、五点の衣類は古くなっているが、クリアするだけの科学的技術が現在ではあります。そして問題は白シャツの右肩の血痕がＢ型であり、これが袴田さんと同じＢ型であるので犯人としたわけでありますけれども、このＢ型の血痕を詳細に調べますと、これは男性のものであり、袴田さんのＤＮＡ型とは数ヵ所違っているという結果が出ているということが、はっきりしたのです」とコメントをしました。

その後『週刊現代』は、平成二十六年四月十九日号（四月一日発行）で、「袴田巌さんの罪をデッチあげた刑事・検事・裁判官」と題し「全員実名で告発！」という記事を掲載していました。

この記事では、実際に袴田巌氏の捜査と裁判に関わった主な刑事・検事・裁判官の氏名と、一部の顔写真が載っています。

その中で注目されるのは、一審の裁判官三人の中で、この事件は無罪ではないかと書類を作成していた熊本典道《くまもとのりみち》氏は、その後、他の二人の裁判官の意見に押されて死刑判決を書いたということを、後日明らかにして謝罪しています。

熊本氏は判決言い渡しの七ヵ月後に裁判官を辞職し、袴田氏の姉に再審請求支援を表明し、平成十九年（二〇〇七）六月二十五日には、袴田氏の再審を求める上申書を裁判所に提出しています。

最高裁で上告棄却をした宮崎悟一《みやざきごいち》裁判長は、判事を退官した後の、昭和六十一年（一九八六）秋に勲一等瑞宝章《ずいほうしょう》を受章しているということが記載されています。また、再審請求特別抗告を棄却した最高裁裁判長の今井功《いまいいさお》氏は、平成二十三年（二〇一一）春に旭日《きょくじつ》大綬章を受章し、皇居で天皇から直接親授されたと記載されています。

静岡県警察本部の捜査記録では

この袴田事件に関して、静岡県警察本部刑事部捜査一課および刑事部鑑識課で「清水市横《よこ》砂《すな》会社重役宅一家四名殺害の強盗犯人、放火事件捜査記録」という書類が作られています。表紙の左上には「昭和41年6月30日発生　昭和41年8月18日検挙」とあります。

目次を見ますと、事件の要旨、検挙部署名、発生年月日時、発生場所、被害者の住居、職業、氏名、年令からはじまり、犯罪事実の概要、その他本件についての捜査の詳細についてが七五ページにわたって書かれています。

この中で非常に興味があることが60ページに記載されており、着衣が犯行時には「王こがね味噌工場より被疑者袴田巖のパジャマ（洗濯してあるが血痕様のものが付着したこん跡が認められた）が押収され、同日付で鑑定処分許可状とともに血痕の鑑定嘱託を受けた。この当時においては袴田の容疑は確定的なものではなかったので、血痕鑑定によりその白黒を明白にしようと考え、7月5日より鑑定に着手した。袴田は当時指に怪我をしており、袴田自身の血液が付着していることも考えられるので、本人の血液型を知る必要があった。そのためには鑑定処分許可状により採血して検査しなければならなかったが、当時の段階では令状を請求するだけの容疑事実が判然とせず、また令状を請求して被疑事実を本人に知らせるのは不利であると考えられ、令状の請求は困難であったので、取り敢《あ》えず唾液を採取してその血液型を検査するに非分必型であった。しかしながらパジャマと同時に押収された袴田の国防色木綿作業着の右肩の部分に血痕が付着し、しかもそれが裏側より付着していることより、本血痕は袴田の血液と考えられるので、鑑定したところ人血反応陽性でB型であった」という記載があり、犯行の当時はパジャマが着衣であるとされています。

しかしながら、この捜査記録の最終の「新証拠として犯行時の着衣発見について」という項目に「昭和42年8月31日、王こがね味噌工場において、従業員が工場内の一号タンク内の味噌を搬出中、タンクの底部に麻袋（南京袋）に入った血こんが付着した衣類を発見した旨所轄清水署に届出があった」と記載されていました。

発見された衣類は、「白ステテコ（血こん付着のもの）1枚」「白半袖V襟シャツ（同上）1枚」「黒色様スポーツシャツ（同上）1枚」「黒色様ズボン（血こん付着のもの）1枚」「絆創膏《ばんそうこう》（同上）1個」「小型マッチ（同上）1個」「グリーン色男ものパンテー（同上）1枚」「麻袋（同上）1枚」であって、衣類はまるめて麻袋の中に入れてあった（絆創膏、マッチはズボンの物入れの中に入れてあった）とされ、「白半袖V襟シャツからは、右肩の部分がB型、その他の部分がA型」であるとされ、「9月12日袴田の実家である袴田庄市方を家宅捜索した結果、発見されたズボンの裾を切った共切れを発見（シングルで既製品のズボンであるため長い裾を切った共切れ）したので、ズボンの製造元および縫製元を捜査した結果、縫製状況、生地、切断状況などが完全に一致し、さらに裁判所の職権で科警研において同一かどうかについて鑑定を進めている」と記載されています。

捜査上の反省と教訓

一方、この項の前には「捜査上の反省と教訓」とする項目があり、その中には「1　警察の捜査は正攻法でなければならない。捜査は、正攻法が常道であって、邪道な捜査はいつかはミスが出るものである。別件逮捕が時に問題になることもあり、重要事件においてはやむを得ない場合を除いては別件逮捕を避けるべきである。本件の場合も別件で行くべきか、本件そのものずばりで行くべきか議論の余地はあったが、前述のようにやはり捜査は常道で行くべきであり、また刑事警察の体質改善の上からも正攻法で勝負したわけで、それにより成功をおさめたものである」。

「2　本件の有力な証拠となったものは、被疑者が犯行当時着用していたパジャマに付着していた微量な血こんと、現場資料から検出した油の鑑定に成功したことである。パジャマの血こんも被告人が犯行後、洗濯機で洗濯したため通常の検査方法では検出できなかったが、通常の場合より数倍の時間をかけて浸出し、やっと血液鑑定に成功し、また油質の鑑定についても全国にその例を見ない画期的な鑑定に成功したもので、今後この種事件の捜査上の意義は大きく、科学捜査の典型的事例であり、まことに得難い経験でこの種事件捜査を一歩前進させたものであるといわなければならない」と記載されています。

さらに「4　7月4日被告人を清水警察署興津警部補が派出所に任意出頭を求めて取り調べたことは、時期尚早であり失敗であった。当時の取調時点においては、被告人が手にけがをしており、事件当時着用していたパジャマに血こんが付着している等容疑が十分認められたので、一応事情を聞くということで取調を行なったが、まだパジャマの血こんの鑑定、その他油質の鑑定結果もできない前の決め手となるものがないのに、被告人を取調べたためかえって被告人に否認すれば逃がれられるという自信を植えつける結果になったものと思われ、反省させられる点が大きかった」とあります。

裁判のこれから

二〇一四年（平成二十六）三月二十七日に、袴田氏は釈放されました。しかし静岡地検は、三月三十一日に再審開始を認めた決定を不服とし、即時抗告をしました。

次には高裁が、この即時抗告を棄却するか、あるいは認めるかの判断があります。

袴田氏の冤罪《えんざい》が確定すれば、刑事補償法により一日最高一万二五〇〇円が支払われることになります。そうなると袴田氏には二億円近い金額が支払われることになりますが、三〇歳から勾留され、死刑に怯《おび》えた四八年間の人生を償《つぐな》えるものにはならないでしょう。

東電女性会社員殺人事件

無期懲役のネパール人の苦悩…一六年

昼間はエリート社員、夜は……という被害者女性

東京電力に勤めていた三九歳の女性が、渋谷区のアパートの空室で殺害された、いわゆる「東電女性会社員殺人事件」が発生したのは、平成九年（一九九七）三月です。

絞殺による遺体が発見されたのは三月十九日ですが、死亡の推定は三月八日深夜から未明にかけてとされました。被害者女性は未婚のエリート社員でしたが、仕事が終わった後に渋谷区円山《まるやま》町付近の路上で、客を誘って売春を行なっていたことが、後日判明したのです。昼間は大企業の幹部社員、夜は娼婦《しょうふ》ということで、マスコミに大きく取り上げられました。

捜査は難航しましたが、警視庁は五月二十日に、殺害現場の隣のビルに住んでいた、ネパール人男性ゴビンダ・プラサド・マイナリ氏（当時三〇歳）を「不法残留」容疑で逮捕し、その後、強盗殺人の犯人として再逮捕しました。しかし、ゴビンダ氏は一貫して冤罪を主張したのです。

一審で無罪、二審で逆転無期懲役

被害者女性は、毎日数人ずつの男性と性交渉を行なっており、それを几帳面《きちょうめん》に手帳に記載していました。

事件の現場には、はっきりしているだけで四種類の陰毛が、全部で一六本あったということです。ＤＮＡ型鑑定の結果、被害者女性とゴビンダ氏のものが一二本あり、残り四本の陰毛の一種類はゴビンダ氏のものでもない第三者のもの。そしてもう一種類は、その第三者のものでもないものだったのです。要するに、被害者とゴビンダ氏以外にも、陰毛を残すような状態で、その部屋にいた人間が少なくとも、あと二人はいるということになりました。

被害者は〝アパートの101号室には誰も住んでおらず、ドアも開けっ放しで、セックスに使うことができる部屋だ〟ということを分かっていました。事件の約一〇日ほど前に、被害者とゴビンダ氏は101号室でセックスしたが、その後、被害者はゴビンダ氏以外の人を部屋に連れてきてセックスし、その直後に殺されたということが十分に考えられました。

平成十二年（二〇〇〇）四月十四日、東京地方裁判所（大渕敏和《おおぶちとしかず》裁判長、森健二《もりけんじ》・高山光明《たかやまみつあき》裁判官）では、ゴビンダ氏以外の人間が、現場の101号室で被害者を殺した犯人である可能性が否定できないという理由で無罪としたのです。

ゴビンダ氏は無罪の判決により、家族の待つネパールに帰れると思ったのですが、ビザの期限切れという理由で別件逮捕されました。無罪判決を受けた人が再勾留されるという、前代未聞の状況になったのです。

検察は四月十八日に控訴しました。

死体発見の日に現場のトイレの中から、精液の入ったコンドームが発見されていました。その精液を調べたところ、ゴビンダ氏のものと判明したのです。死体が発見された一〇日前に殺害されたわけですが、コンドームがいつ、そこに放置されたのかが大きな問題になりました。

ゴビンダ氏は「被害者に会ってセックスをしたことはある。しかし、それは事件のあった三月八日ではなく、二月二十八日から三月二日までの間である」としました。これに対して検察は「三月八日にゴビンダ氏がセックスした直後に殺害した。便器のコンドームもこの時に捨てたものである」と主張しました。コンドーム内の精子が一〇日前のものなら検察の主張が、一〇日よりも前のものなら弁護側の主張が正しいとなるのです。

精子は時間経過とともに形が崩れていき、頭部と尾部が分離していきます。帝京大学医学部泌尿器科のO講師は警察の依頼を受け、何人かに精子を提出させて、それを放置して頭部のみになるのに何日かかるかという実験をしていました。この実験では一〇日間でほぼ四割、二〇日経《た》つと八割以上が頭部のみになるという結果が出ていました。

現場に残されたコンドーム内の精子は、鑑定された時には頭部と尾部がすべて分離して尾はあっても痕跡《こんせき》程度でしたので、二〇日以上前のものと考えるのが自然です。ところがO講師は、実験結果はあくまでも精製水というきれいな環境で施行したものであり、実際の現場は便所の便器の中なので大腸菌等の影響を受けて分解が早まっている可能性があると主張したのです。

十二月二十二日に東京高等裁判所で、逆転無期懲役の判決と変更されました。

二審では、事件の約一〇日前に被害者とセッ

東電女性会社員殺人事件略年表

平成6年（1994）2月28日	ゴビンダ・プラサド・マイナリ氏が観光ビザで来日
平成9年（1997）3月19日	東京渋谷区のアパートで女性会社員の遺体発見 トイレで精液の入ったコンドームを発見
23日	入管難民法違反「不法残留」容疑でマイナリ氏を逮捕
5月20日	不法残留で懲役1年、執行猶予3年の判決（確定） 女性会社員への強盗殺人容疑で再逮捕
平成12年（2000）4月14日	東京地裁で無罪。直後に入国管理局施設に収容
5月8日	東京高裁が再拘置を決定
6月27日	最高裁も拘置を認める
12月22日	東京高裁が無期懲役の逆転有罪判決。上告
平成13年（2001） 7月2日	押田鑑定書（ネパール人5人と日本人3人の精液）
平成15年（2003）10月20日	最高裁が上告棄却（確定） 再審請求
平成23年（2011）7月23日	ＤＮＡ型鑑定書（大阪医大鈴木教授）
平成24年（2012）6月7日	東京高裁再審開始決定（小川裁判長） ゴビンダ氏釈放
6月15日	ゴビンダ氏ネパールに帰国

クスしたというゴビンダ氏の弁解は、信用しかねると結論づけました。弁解を信用しかねるとなると、被害者がアパートの101号室が自由に出入りできる部屋だと知るわけもなく、101号室に入るためには、ゴビンダ氏が連れて行くしかないのです。従って、被害者が他の男性と101号室に入ることは考えにくいという論理で、ゴビンダ氏を無期懲役の有罪にしたのです。

二度とできないような実験

弁護側は最高裁に上告しました。そして平成十三年（二〇〇一）一月二十五日に、弁護士は私に「弁護人の用意した人物の射精した精液を、ブルーレットを溶かした便器内の溜まり（古い水）に混合した場合の、精子の経時的変化について検討してほしい」と精液鑑定の依頼をしてきたのです。

事件の現場のアパートで実験できれば良いのですが、他の人が住んでいるということで現場再現実験はできませんでした。そこで日本大学医学部のトイレの一つを確保し、精子を放置した場合にどのように変化するかを、少なくとも四週間にわたって実験しました。

現場の便器内のデータではありませんが、類似した汚水による精子の崩壊を観察するという、二度とできないような大規模な実験でした。

五人のネパール人男性に精液を提出してもらいましたが、それだけではネパール人だからそうなったと言われるかもしれないので、日本人三人のボランティアから採取した精液も、同時に実験することにしました。

平成十三年二月二十八日に、ボランティアから精液を採取し、これらを泌尿器科の専門の先生と一緒に、一般的な性質、精子の数、精子の形状などの検査をしたのですが、とくに異状は認められず、正常な精液だと分かりました。

次に、「ブルーレットおくだけ」と「ブルーレットつり下げ」の二種類の、ブルーレット製品を使用し、四種類の実験を用意したのです。

第一の実験は、和式便器内のブルーレット溶液（ブルーレットおくだけを一ヵ月間放置した場合、ブルーレットの濃度は約30・0μg／ml）に漬けた場合。

第二の実験は、洋式便器内のブルーレット溶液（ブルーレットつり下げを一ヵ月間放置して、ブルーレットの濃度は約194μg／ml）に漬けた場合。

第三の実験は、清潔な精製水にブルーレットを溶解した液（ブルーレットの濃度は約3753・6μg／ml）で、使用する日に作成したもの。

もう一つは、和式便器のタンク内のブルーレット溶液（ブルーレットおくだけを一ヵ月間放置したタンク内の溶液で、ブルーレットの濃度は約54・2μg／ml）。

準備した溶液と精液を、それぞれいろいろな濃度で混合して、小さいコンドームの中に入れて、周囲を同様のブルーレット溶液に浸しておき、三月一日から三月三〇日の三〇日にわたる実験を開始しました。ブルーレット濃度を測定し、時間を追って順次、精子の形態学的な変化と数をチェックしていきました。

そうすると、五日後には頭部のみになっているのは、平均一〇％程度しかありません。それが一〇日後では四二％、二五％、三〇％でした。二〇日後になると八十数％、九〇％というように頭部のみになる率が非常に高くなります。三〇日後には尾部はほとんど観察できず、八十数％から九十数％が頭部のみになっていました。

汚水でも精製水でも同じような結果が

O鑑定では、五日後には尾部の短い精子が増加するが、一〇日後には三〇％から四〇％であり、この数値については、私たちが行なったデータとほぼ同じです。O鑑定では二〇日後には、六〇％から八〇％としていますが、われわれのデータでは八十数％から九十数％が頭部のみになったのです。しかし、一〇〇％ではありませんでした。

これらはすべて顕微鏡写真を撮り、どのように変化していったかを、形態学的にも分かるように鑑定書にまとめました。

五日後では尾部が観察されましたが、一〇日後には尾部が短くなった精子と、頭部のみの精子が増加しました。和式トイレと洋式トイレでは二〇日後になると頭部と尾部の分離が著《いちじる》しくなって、頭部のみの精子の割合は八〇％以上でした。つまり、一〇日後の二倍以上になったのです。

さらに和式と洋式のトイレの水と対照用に、清潔な精製水でブルーレット溶液と精液を混合して、五日、一〇日、二〇日および三〇日でどうなるかを、二名以上の精子を用いて検査しました。五日後では一〇％以下、一〇日後では三〇％前後、二〇日後以降で八〇％以上の頭部のみの精子が認められたのです。この結果には細菌の多少は大きくは影響していませんでした。つまり清潔な精製水でも同様に増加したのです。

不潔な水だと崩壊が早いとするO講師の意見が正しくないということを証明するものでした。この内容は、弁護側が上告趣意書に鑑定書を添えて最高裁に提出しました。

無視された押田鑑定

平成十五年（二〇〇三）十月二〇日、最高裁第三小法廷（藤田宙靖《ふじたときやす》裁判長、金谷利廣《かなやとしひろ》・濱田邦夫《はまだくにお》・上田豊三《うえだとよぞう》裁判官）は、無期懲役とした二審判決を支持し、被告の上告を棄却するという決定を出しました。しかし、その決定理由の中に、押田鑑定については一言の文言もないまま無期懲役が確定したのです。

再審請求審では、平成二十三年（二〇一一）一月から三月にかけて、トイレで発見された精液の発生した時期に関して、かなり劇烈な議論が行なわれました。検察官の意見書は平成十七年（二〇〇五）あるいは平成二十一年（二〇〇九）に出ていますが、その中で押田鑑定について「便所の環境を再現したものとは言えず、鑑定の条件に問題があること。精子の経時的変化については、資料たる精子を提供した個体の相違に由来する差異や、精液提供時の年齢、体調等による差異を考慮する必要があり、複数名の精液の経時的変化の平均値を用いて本件精液の放置期間を特定するという手法自体に問題があること」から、あるいは「押田鑑定を根拠に本件精液が放置後二〇日以上経過していると結論づけることはできない」として、各種の問題点を指摘していました。

検察官の意見の中で、異様に感じたのは「押田鑑定がクルーガーテストを用いていない」

と批判していることでした。クルーガーテストというのは、不妊治療に用いられることの多いテストで、精子頭部を観察して、受精能力の有無を判定するためのものです。

このような意見を、検察官自身が言うためには、そこにＯ鑑定人の意見があることが推測されましたので、Ｏ鑑定について詳細に検討して、それをひとつひとつ矛盾点を追及していったのです。

そこでＯ鑑定人について調べたところ、Ｏ氏はなんと医学部出身ではなく、東京理科大学薬学部の出身であり、専門は泌尿器科学に所属していましたが、生殖生物学、ほ乳類の精子の運動性とか、受精能力に関する基礎的能力に関する研究をしていたと自分で記載していました。本件当時には法医鑑定能力もほとんどありませんでした。

つまり、意見書添付の論文を見ても、もっぱら受精能力の研究にかかわっていました。検察官が引用するＯ氏の押田鑑定への批判は、医師の資格もなく、法医学実務の経験は一切ないまま、単に精子の受精能力を研究する視点からのものであり、法医学分野の死後変化に関する押田鑑定への批判になっていないということを明らかにしたのです。

このことを弁護士が厳しく指摘した以降においては、急に精液に関する議論はなくなり、その頃からＤＮＡ型鑑定が注目されるようになってきたのです。

証拠開示を求めても応じない検察

証拠開示を求めても応じない検察に、業《ごう》を煮やした弁護団は高裁に、裁判官、検察、弁護団の三者協議の開催を求め、東京高裁の第四刑事部の門野《かどの》博《ひろし》裁判長へ「検察が開示すべき証拠」のリストを提出しました。このリストには、被害者女性の身体に付着した物証など、捜査機関が集めたと推測できる証拠を列挙していました。

再審開始当初からＤＮＡ型鑑定が問題になるということは、ある程度予想していたのですが、現実に動き出したのは平成二十一年（二〇〇九）十一月に開かれた三者協議の場で、門野裁判長は東京高検の検察官に「可能な限り証拠を開示する方向で考えてほしい」と話しかけたのです。

平成二十四年（二〇一二）六月十三日の『読売新聞』の記事で門野裁判長は、公判で開示された証拠とリストを見比べて「開示が十分ではない」と感じたとあります。実際には、平成二十一年に導入された「裁判員裁判」を機会に、証拠開示の範囲が大幅に広がったのです。しかし、再審請求審は対象外で、検察官から前向きな回答を引き出せなかったが、「無実を訴える最後の機会で、同様に開示を広げるべきだ」と考えていたとしています。

門野裁判長は、翌平成二十二年（二〇一〇）二月に退官され、法政大学の教授に転任されたのですが、その前に検察に対して「ＤＮＡ型鑑定が可能な試料は、今後鑑定できるよう注意して保管してほしい」と最後の要請をしています。

東京高裁裁判長を引き継いだ岡田雄一《おかだゆういち》氏（その後、東京地裁所長を経て名古屋高裁長官）は、物証の開示と鑑定を検察側に強く求めました。そうすると、同年九月に検察側から「女性の体内の精液が、冷凍保存されている」という報告があり、事態は動き出しました。検察側が精液の鑑定を始めたのは、平成二十三年（二〇一一）の三月であったとされています。ところが、鑑定結果が出る直前の六月二十二日に、裁判長が小川正持《おがわしょうじ》氏に代わったのです。

工場長？　のコメント

私は平成二十年（二〇〇八）四月に、日本大学医学部教授（法医学）を定年になり、研究所教授（法医学）となっていたのですが、平成二十二年十月に、一般財団法人材料科学技術振興財団（ＭＳＴ、世田谷区）の鑑定科学技術センターの顧問として、ＤＮＡ型鑑定の技術的な指導をしてほしいと依頼され、毎週木曜日を基本にして出勤していました。

平成二十三年（二〇一一）七月二十一日（木）に、私はＭＳＴにいつものごとく出勤して仕事をしていたところ、新聞社あるいはテレビ局から多くの電話があり「今朝の読売新聞を見ましたか」というのです。

私は、その日の朝は新聞をチェックしないまま出勤していましたので、急いで当日の読売新聞朝刊を見ますと、一面トップに「東電OL殺害　再審可能性」「遺留物から別人DNA弁護側要請で検察鑑定」という大きな記事が出ていて、それに対する解説の記事も掲載されていたのです。

私が以前から取材に協力していたTBSテレビが、MSTに取材に来ました。当日の夜、六時五二分から放映される「一四年前の東電OL殺害　別人DNAで再審の可能性」という特集番組に録画出演することになりました。

MSTでは、特許の関係で紺《こん》色の作業着を着用しなければ、施設に入れないことになっています。私はその作業着を着た状態で、「ずさんな証拠に基づいて最高裁の判決が出ている。それを覆《くつがえ》すだけの新規の証拠になりうる。なぜ今ごろ再審請求になって（新たな）検査をやるのか、ここが大きな問題」とコメントしました。

これを見た、全国の多くの方から「押田先生は、いつから工場長になったのですか？」という質問が来たので、驚かされました。

DNA型鑑定について

平成二十三年（二〇一一）七月二十三日付で、検察官依頼の大阪医科大学医学部予防・社会医学講座の鈴《すず》木《き》廣《こう》一《いち》教授（法医学）が鑑定書を作成しています。

この内容はものすごく充実したもので、本文だけで五八ページあり、表や写真が多数付いています。写真とエレクトロフェログラムがトータルで一四四枚になっています。

この鑑定に使用された資料の名称、検査の成績一覧表を見たときにはビックリ仰天しました。つまり、それまで問題になったショルダーバッグの取っ手の付着物の鑑定の残余資料その他については想像できましたが、現実にはその他の陰毛の血液型を検査した残りの

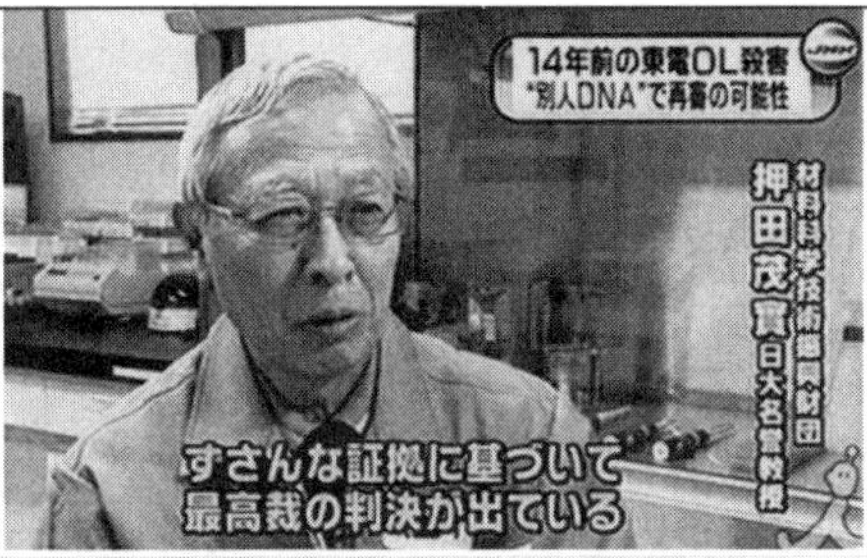

１４年前の東電ＯＬ殺害、再審の可能性

TBS系（JNN）　23年7月21日(木)18時52分配信

「ずさんな証拠に基づいて最高裁の判決が出ている。それを覆すだけの新規の証拠になりうる。なぜ今ごろ再審請求になって（新たな）検査をやるのか、ここが大きな問題」（材料科学技術振興財団　押田茂實 日大名誉教授）

→24.6再審開始→24.11.7無罪

TBSテレビの取材にコメントする著者

ＤＮＡ抽出溶液、あるいは実際のＤＮＡ抽出溶液も多数含まれていたのです。それ以外に、被害者の検査に使用されたガーゼ、綿球というものをすべて併せて、トータルで四二点の資料を検査したことになっています。

この、予想外に多くのＤＮＡ型検査によって、弁護団も予想しなかった「六畳間の陰毛の一つと、被害者の膣内の精液のＤＮＡ型が一致する」という結果が得られました。

この第一回目の鈴木鑑定の結果は、検察官が予想していたものと違っていたので、平成二十三年九月には、「実はまだ鑑定できるものがあります」と言ってきたそうです。

「今度こそ、鑑定できるものは全部リスト化してください」と言ったら、出てきたリストはたまたま第一回目と同じ数の四二点になったのです。

実は、今でもこのリストに書かれていたのが、本当に全部だったのかどうかについては、神山啓《かみやまひろ》史《し》主任弁護士も疑問に思っているということですが、このリストが開示されたことが、事態を大きく進展させることになりました。

この追加の四二点については、前半と後半に分けて、重要と思われる一五点を先に鑑定して、それで何も出なければ、後は打ち切ってもらって判断してもらうという話で鑑定に入ったということでした。この一五点の鑑定が第二回目の鈴木鑑定です。

この鑑定では、乳房などの唾液からも、コートの血痕からも、ブラ・スリップの付着物からも「怪しいX」のDNA型が検出されました。

第二回目もこういう結果だったのですが、検察はまだ諦《あきら》めずに残り二七点の鑑定をやらせてくださいと言いました。これに対して「いいかげんにしろ」とかなり争ったようですが、その二七点の鑑定も行ないました。それが第三回目の鈴木鑑定です。しかし、二七点からも、検察に有利な結果は何も出ませんでした。

再審無罪へ

もうこれで終わりだろうと、弁護団は思っていたそうですが、再審開始決定が出た後の平成二十四年（二〇一二）八月に「実は、まだ爪があるんです」ということで、最後に検察はこの被害者の爪の鑑定に固執することになりました。その結果として、「怪しいX」のデータが出たので、さすがに検察も諦めたということになります。

神山主任弁護人は、これらの経過を見て、証拠開示がいかに大事かということが分かると述べています。

今では類型証拠開示や主張関連証拠開示で、ある程度の証拠物は判明します。たとえば現場に残された血痕のＤＮＡ型から犯人を推認するという場合に、それは犯人を推認するだろうけれども、他にどういう証拠があるのかということを総合考慮しないと本当の推認はなり立たないはずです。

現場からどのようなものが採取されているのか、採取されたものに対する鑑定として何がされているのか、その結果はどうだったかというようなことについて、証拠開示が取れるはずですけれども、当時はそういう制度はありませんでした。

「証拠を開示しろ」と主張しても、検察官は「応える必要はない」の一点張りという時代もあったのです。

平成二十四年（二〇一二）六月七日に、東京高裁の小川正持裁判長は再審の開始を認めたのです。また、ゴビンダ氏の刑の執行を停止する決定をしました。検察側は職権で勾留を続けるよう要請しましたが退けられ、ゴビンダ氏は同日中に釈放されました。

小川裁判長は、決定理由の中で「もしも新たなＤＮＡ型鑑定結果が、公判に提出されていたなら、犯人は別の男性Ｘではないかという疑念を否定できず、ゴビンダ氏の有罪認定に到達しなかったのではないかと思われる」としました。その上で、新たな鑑定結果は無罪を言い渡す明らかな証拠と認め、再審開始の要件が満たされていると判断したのです。

これに対し検察側は、異議申立をしましたが、平成二十四年七月三十一日に、東京高裁八《や》木《ぎ》正一《しょういち》裁判長は再審開始の判断を支持し、検察側の異議申立を棄却しました。

従来、事件の再審では、数年かかるケースもある中で、二ヵ月弱の決定はきわめて異例だといわれています。八月二日、検察は最高裁への特別抗告を断念することを発表し、再審開始が決定したのです。

ゴビンダ氏は入管難民法違反、不法残留罪で有罪が確定しているため、国外強制退去処分を受けて、横浜刑務所を釈放後に東京入国管理局横浜支局に身柄を移されました。そして在日ネパール大使館からパスポートの発給を受け、平成二十四年六月十五日には成田国際空港からタイ・バンコック

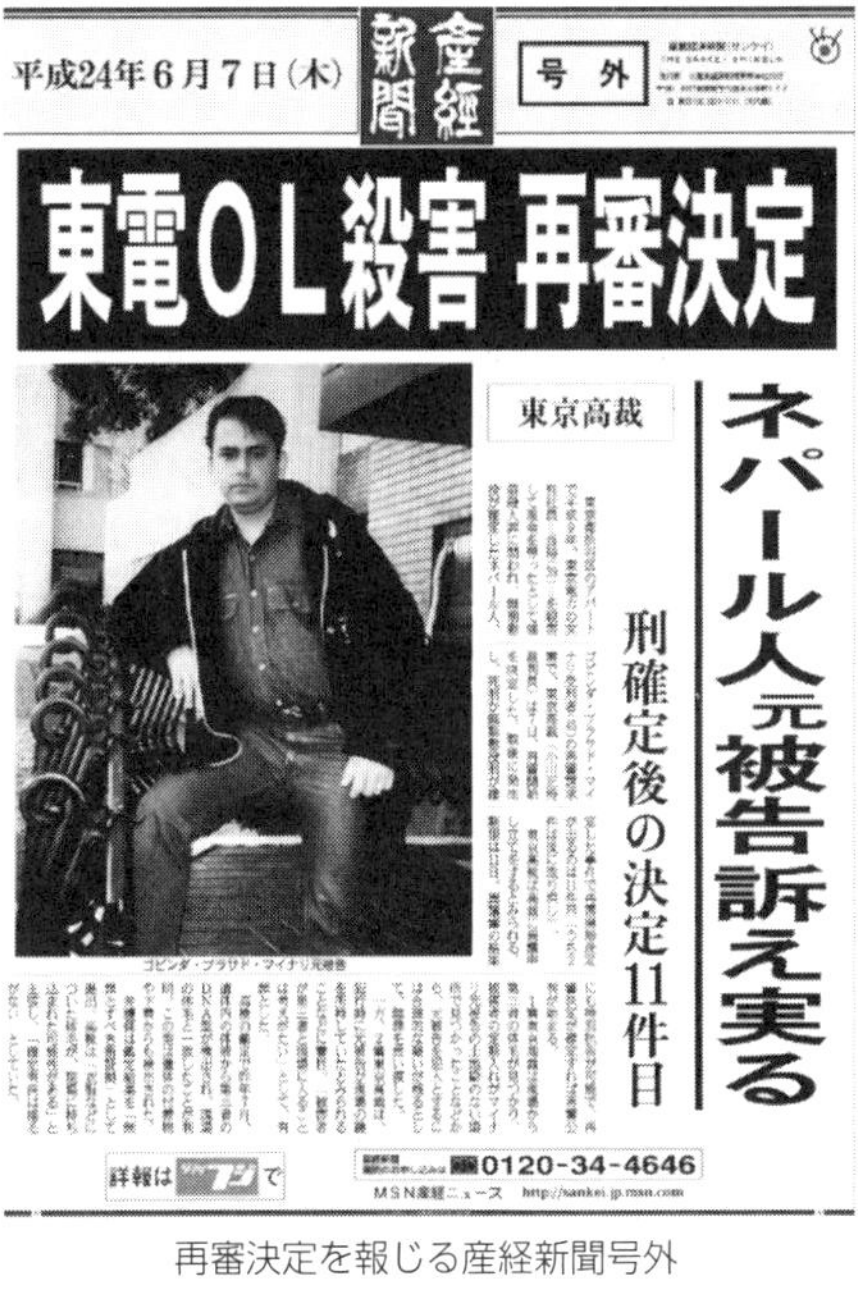
平成24年6月7日（木）　産經新聞　号外

東電ＯＬ殺害　再審決定

東京高裁

ネパール人元被告訴え実る

刑確定後の決定11件目

ゴビンダ・プラサド・マイナリ元被告

詳報は　で　0120-34-4646

MSN産経ニュース　http://sankei.jp.msn.com

再審決定を報じる産経新聞号外

行きの旅客機で日本を出国し、ネパールに帰国しました。

ゴビンダ氏は帰国後の十一月七日に無罪が確定しました。ゴビンダ氏には、懲役一四年×三六五日×一日あたり一万二五〇〇円の刑事補償が計算されます。これは日本円で約六〇〇〇万円となります。

しかし、ネパールの物価は日本の約八〇分の一ということですから、六〇〇〇万円×八〇＝およそ四八億円という、ネパールでの時価相当の刑事補償を受けたことになります。だから「日本に二〇年いて大金持ちになった」という噂が流れているそうです。

私はまだ、ゴビンダ氏から感謝の言葉を直接聞いていませんが、いずれ時期を見てネパールに行き、感謝の宴《うたげ》を受けても良いのではないかという夢を見ている今日この頃です。

「最高裁は、馬鹿じゃないかと思った」とは

ゴビンダ氏の事件の無罪判決が出た直後に、共同通信の取材を受けました。その中で私は「最高裁は、馬鹿じゃないかと思った」と吐き捨てるように言ったという記事が掲載されました。

実はゴビンダ氏の関与に重大な疑問を投げかける証拠は、最高裁で審理中だった平成十三

年（二〇〇一）に、精液の古さについて意見書を出したわけですが、それが顧《かえり》みられなかったのです。

同様に後述する「足利事件」の時にも最高裁に提出した私の意見書は、どこにも検討された跡も見られない決定により、無期懲役が確定してしまったのです。

このように、最高裁に重大な鑑定書、意見書を出していたのに、それを検討した形跡も見られないということについて、私はコメントしたわけです。

でも、私は「最高裁は馬鹿だ」と言った覚えはなく、「最高裁は、馬鹿じゃないかと思った」と正直に意見を述べただけです。

この共同通信の記事は、足利事件のあった栃木県だけでなく、宮城でも、埼玉でも、山梨でも、そして四国でも、沖縄でも掲載されていることが確認されています。

この事件でも「人は嘘をつくことがあるとしても、物は嘘をつかないのです」「物証によっていろいろな事件を詳細に検討するということが再確認された」と理解されたとしています。

無罪とした東京地裁の裁判官との出会い

この「東電女性会社員殺人事件」では、一つの思わぬ展開がありました。

慶應義塾大学の法科大学院（ロースクール）では、それまで長期間講義していましたが、この事件が再審で無罪が確定した後に、ある会が開かれた時、私は名前を呼ばれて、前の方に呼び出されて紹介を受けました。

そうすると、大会場の中段くらいから、駆け下りてくる人が目に入ったのです。私は思わず身構えたのですが、何とその人は、第一審で無罪判決を出した裁判官だったのです。

その後、東京地検の検事などを経て、慶應義塾大学の非常勤講師をしていたということでした。そして私の両手を握り「自分で書いた無罪の判決は、結果的には正しかったんですよね。先生、それで間違いないんですよね」と言って、私の手を放さなかったのです。

裁判官の無知に警鐘　押田茂實日大名誉教授
足利、東電事件で矛盾指摘　下野24. 6. 18

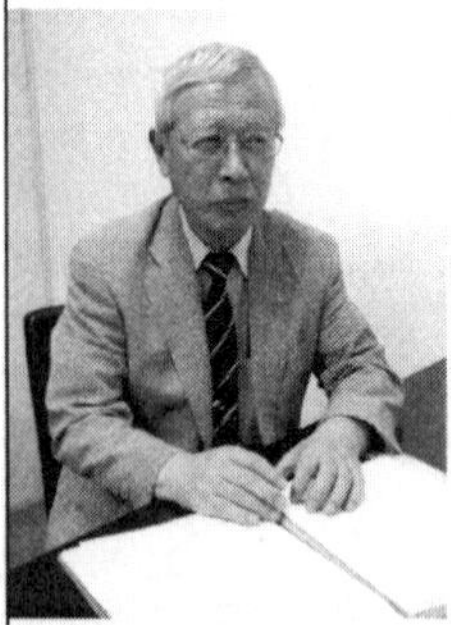

押田名誉教授は11年に再審開始決定が出た福井女子中学生殺害事件にも携わっている。その都度科学的に裏付けられた新証拠を示してきたが、裁判官に"無視"され続けてきた。「なぜ裁判官は、もっと早く科学鑑定と真摯に向き合わなかったのか。何を今更、というのが率直な心情だ」

相次ぐ再審開始決定に、裁判所の変化も感じる。しかし、と押田名誉教授は語気を強め警鐘を鳴らす。

「捜査機関に都合のいい問題ある鑑定と、それを鵜呑みにする裁判所という構図は変わっていない。法医学者の育成も急がなければならない」

下野新聞に「裁判官の無知に警鐘」と紹介された著者のコメント

私も本当に驚きました。この無罪判決は、その後高裁でひっくり返り、最高裁で確定したわけですが、そういう判決の行方を気にしている裁判官が、自分たちの出した無罪という判決が、結果的に再審で十分に検討されて無罪になった。自分たちが無罪と判決したものは、決していい加減なものではなく、的を得たものであったと実感され、私にそのことを言いたくて、確認したくて走ってきたのだということで、私もものすごく感動したことを、今でも覚えています。

足利幼女殺害事件

無期懲役の幼稚園バス運転手の苦悩……一七年

ＤＮＡ型鑑定を決め手にして無期懲役の判決

事件は、平成二年（一九九〇）五月十二日、午後七時頃に発生しました。

栃木県足利市のパチンコ店の客の長女（当時四歳）が、駐車場で遊んでいましたが行方不明になって捜索され、翌日の十三日に渡良瀬川《わたらせがわ》の河川敷で死体となって発見されました。

警察の懸命の捜査にもかかわらず容疑者を検挙できませんでしたが、捜査線上に菅家利和《すがやとしかず》氏（当時四五歳）が浮かび上がりました。警察は一年以上も彼を尾行し、ゴミ収集場に捨てたティッシュに付着した体液のＤＮＡ型が、犯行現場近くから発見された幼児の半袖下着に付着していた精液のＤＮＡ型と一致したということで、警察は平成三年（一九九一）十二月一日に、菅家氏に任意同行を求め、その夜遅くに自白を得て、翌日逮捕しました。

この事件は、当時最先端のＤＮＡ型鑑定で犯人を逮捕したということで、新聞でも大きく取り上げていました。

その後、菅家氏は自白を翻《ひるがえ》したり認めたりしていたのです。地元の弁護士の弁護方針は、第一審の裁判の過程で菅家氏が一度自白を翻したにもかかわらず、早く犯行を認めて情状酌量《しゃくりょう》を獲得する作戦でした。ところが平成五年（一九九三）七月七日に、宇都宮地方裁判所はＤＮＡ型鑑定を最大の決め手にして、菅家氏に無期懲役の判決を言い渡したのです。

弁護人は、当時のＤＮＡ型鑑定は、その信頼性が確立されておらず、外国において証拠能力を認めなかった例があること、本件のＭＣＴ１１８型鑑定は、この当時科学警察研究所のみで行なわれており、他の機関による批判的検討が困難であること、同一型ＤＮＡ出現頻度に関する統計についても、問題があることなどを指摘して、その証拠能力を争っていました。

それに対して、宇都宮地方裁判所では、「以上を検討したところによれば、本件においては専門的な知識と技術および経験を持った者によって、適切な方法によりＤＮＡ型鑑定が行なわれたと認められるから、各鑑定結果が記載された平成三年一月二十五日付、および同年十二月十三日付各鑑定書に証拠能力を認めることができる」。

「また、右一連の経過において、鑑定結果の信用性に疑問を差し挟むべき事情がうかがえないだけでなく、鑑定が適切に行なわれ、それぞれ別個に行なわれた検査において、同一結果が出たことから見ても、ＤＮＡ型が同一であるとの鑑定結果は信用することができる。さらに右DNA型の出現頻度に関する判断について見ると、今後より多くのサンプルを分析することにより、出現頻度の正確な数値に多少の変動が生じる可能性があるとしても、先に検討した事情に照らせば、その数値はおおむね信用することができる」としました。

そして、量刑の判断として「自らの性欲を満たすために、四歳の幼児を殺害して弄《もてあそ》んだという犯行の動機は、常軌を逸した身勝手きわまりないものであり、酌量すべき点はまったく存しない」「被害者は遊んでくれるものと思った被告人に騙《だま》されて殺害され、身体を弄ばれるという辱《はずかし》めを受け、翌朝発見されるまで虫に食われるまま草むらの中に裸で捨てられていたのであって、四歳の保育園児として毎日が楽しい盛りであったろうということを考えると、誠にいたましく、被告人の行為はあまりにも惨《むご》い仕打ちと言うべきである」。

「さらに足利市内においては、それまでにも幼女が連れ去られ遺体となって発見されるという重大事件が二件発生し、いずれも未解決のままであったところ、またもや同種の本件が発生し、一年半にわたって犯人が捕まらなかったことにより、足利市民、ことに小さな子どもを持つ親が受けた衝撃と不安には多大なものがあったと考えられる」としました。

この宇都宮地裁の判決は、裁判長裁判官久保眞人《くぼまさと》、裁判官樋口直《ひぐちなおし》、小林宏司《こばやしこうじ》が担当しましたが、最終的に無罪ではなく無実である菅家氏に対して、このような判決を書いていたということを特筆しておかなければいけないと思われます。

その後、菅家氏と同業の幼稚園バスの運転手をしていた西巻《にしまき》さんという女性が、DNA型鑑定のことを書いていた弁護士の論文に気付き、会ったこともない弁護士に菅家氏の弁護をお願いしたのです。このことからDNA型鑑定に関する大きな問題が浮かび上がってくることになりました。

再鑑定されないまま控訴審でも無期懲役

平成八年（一九九六）五月九日に、東京高裁第四刑事部の判決は、控訴を棄却し無期懲役の判決を維持しました。

この事件で使われたDNA型鑑定はMCT118型（現在ではDIS80型）という方法ですが、控訴審の段階でもこれが焦点になりました。このDNA型鑑定をした科学警察研究所の鑑定書では、犯人とされている菅家氏の血液型と現場の体液DNA型のMCT118型が一致するとされましたが、これがどれほどの出現頻度かが大きな問題となりました。

当時はDNA型検査の黎明《れいめい》期でもありましたので、いくつかの問題点が指摘されていました。

当時のＭＣＴ１１８型で同じ型の人は一〇〇〇人に一・二人とされていましたが、その後に科学警察研究所で検査したデータが増えてくるにつれ、同じ型は一〇〇〇人に二・五人、さらに五・四人、ついには六・二三人と、当初の五倍以上に変化していったのです。そうなると足利市内の成人男子だけでも、同じＤＮＡ型の人が二五人も該当するのです。

それにもかかわらず、ＤＮＡ型の再鑑定がなされないまま、一審でも控訴審でも無期懲役の判決だったのです。

弁護人の意見に対して「被害者の半袖下着の精液斑について、ＤＮＡ型判定の追試ができない事態にあることを指摘して、本件ＤＮＡ型鑑定の信頼性は疑わしく、延《ひ》いては、その証拠能力を否定すべきであるというのであるが、原審および当審証人向山《むこうやま》の供述、同人および坂井活子《さかいいくこ》作成の平成三年（一九九一）十一月二十五日付鑑定書（原審検甲七二号証）によれば、被告人の精液が付着しているティッシュペーパーからは、比較的変性の少ない相当量のＤＮＡを抽出・精製できたため、ＭＣＴ１１８法による型判定とＨＬＡ―ＤＱα型判定の二つのＤＮＡ型の判定作業を行なったが、右下着の精液斑二個から採取した資料からはごく少量のＤＮＡが抽出・精製されたに止まり、ＭＣＴ１１８法による型判定の作業で全量を消費してしまったため、ＨＬＡ—ＤＱα型判定の作業は行なうことができなかったというのであって、そこには、追試を殊更に困難にしようとする作為は窺《うかが》われない。一般に、鑑定の対象資料が十分あれば、鑑定作業を行なった後、追試等に備えて、変性を予防しつつ残余資料を保存しておくのが望ましいことは言うまでもないが、犯罪捜査の現場からは、質、量とも、限られた資料しか得られないことの方がむしろ多いのであるから、追試を阻《はば》むために作為したなどの特段の事情が認められない本件において、鑑定に用いたと同一の現場資料について追試することができないからといって、証拠能力を否定することは相当ではない」としていました。

　結論として「詳細な所論にかんがみ、記録を精査し、当審で取り調べた証拠を検討したが、被害者の半袖下着に付着していた犯人の精液を資料にして判定されたＡＢＯ式血液型、ルイス式血液型の二種の血液型ば

足利事件略年表

平成2年（1990）5月12日	足利事件発生
平成3年（1991）12月2日	菅家氏逮捕
平成5年（1993）7月7日	宇都宮地裁　無期懲役
平成8年（1996）5月9日	東京高裁　控訴棄却
平成9年（1997）9月25日	押田意見書
平成12年（2000）7月17日	最高裁　無期懲役確定
平成14年（2002）12月25日	再審請求
平成17年（2005）5月12日	時効成立
平成20年（2008）2月13日	再審請求棄却
11月13日	押田再意見書
12月24日	東京高裁　DNA型再鑑定決定
平成21年（2009）6月4日	再審審開始決定、釈放
平成22年（2010）3月26日	宇都宮地裁　再審無罪
平成23年（2011）1月14日	刑事補償決定（約八千万円）

かりでなく、ＭＣＴ１１８法によるＤＮＡの型が、被告人のそれと合致すること」。

「被告人の性向、知的能力、生活振り、本格的事情聴取の初日に早くも被告人が自白し、捜査官の押し付けや誘導などがなかったことを被告人自身が認めながら、犯人であればこそ述べ得るような事柄について、客観状況によく符合する具体的で詳細な供述をしたことなど、本件の関係証拠を総合すれば、被告人の原審の審理後半以降当審にいたる犯行否認の供述にもかかわらず、被告人が被害者をわいせつ目的で誘拐して殺害し、遺棄したことを認定するについて、合理的疑いを容れる余地はないというべきである。原判決に理由齟齬《そご》、訴訟手続の法令違反、事実誤認はなく、原判決は相当であると是認できる」としています。この裁判長裁判官は高木俊夫《たかぎとしお》、裁判官は岡村稔《おかむらみのる》、谷川憲一《たにかわけんいち》でした。

菅家氏の毛髪から鑑定する

その後、最高裁に上告されましたが、平成八年（一九九六）秋に担当弁護士が、私を訪ねて来て、このＤＮＡ型が本当に一致するのかどうかを確認したいと相談されたのです。この二年前の平成六年（一九九四）九月六日に、日本弁護士連合会に所属する弁護士の有志が、ＤＮＡ型鑑定の実習を日本大学医学部法医学教室で実施しましたが、相談に見えた佐藤弁護士はそれに参加していたのです。

佐藤弁護士は私に、菅家氏のDNA型を「新しい鑑定法でチェックしてほしい」と言ってきました。しかし、すでに控訴審判決まで出ており、その判決の中で菅家氏と犯人は、その当時でいう16―26型、その後に科学警察研究所は16は18、26は30という型だと論文で訂正していましたので、私は「そういう検査をやる必要はあるのか」と感じていました。

ところが、弁護士たちも後に引かないので、それでは科学警察研究所の鑑定書を見せてくださいということになり、その鑑定書を詳細に検討してみると、いくつかの大きな問題に気付いたのです。

まず、その当時から問題が指摘されていたサイズマーカーという、言ってみれば長さを測る物差しがおかしいと気付きました。MCT118型というのは、16塩基という繰り返しが何回あるかという回数を測定しています。

たとえば16㎝の繰り返しが何回あるかと考えていただくと分かりやすいと思いますが、その時にどのくらいの目盛りの物差しを使えば良いか考えてみてください。正しく判定するには、最低16㎝間隔の目盛りが付いていなければできないことは理解していただけると思います。できれば半分の8㎝目盛りくらいの物差しがなければ、正確に判定できないことは一目瞭然でしょう。

しかし当時一般的に使われていたサイズマーカーの１２３ラダーマーカーは、なんと123㎝の目盛りの物差しだったのです。そこで、これは正確性に問題があるかもしれないということになったのです。

その後に開発されたアレリックラダーマーカーというのは、16㎝間隔の目盛りで、それに変更されていましたので、このアレリックラダーマーカーで、菅家氏のＤＮＡ型を鑑定してみる価値はあるかなと思うようになったのです。

ただ菅家氏は拘置所に収監されていましたので、拘置所の内と外で物の受け渡しはできないため、菅家氏の血液を採取することはできないのです。そこで菅家氏に自らで毛髪を引き抜いてもらい、それをビニール袋に入れて、封書で担当弁護士に送ってもらうことを思いついたのです。

平成九年（一九九七）一月に、その封書が弁護士事務所に届き、二月六日付で「東京拘置所在監中の菅家利和氏が弁護士宛に郵送した平成九年一月十一日付書簡に封入された同人の毛髪について、アレリックラダーマーカーを使用したＭＣＴ１１８型のＤＮＡ型を検査していただきたい」と依頼されたのです。

私のＤＮＡ型鑑定は無視され無期懲役が確定

ビニール袋に入った毛髪は、黒い毛髪が三一本と、白い毛髪が一三本の合計で四四本ありました。そこで毛根のはっきりした毛髪を、仮にＡ・Ｂ・Ｃ・Ｄ・Ｅと名付け、毛髪Ａについて、従来からわれわれが施行しているＭＣＴ１１８型（正式には、その後ＤＩＳ８０型という）の型判定ができるか否《いな》かについて、予備試験的に検査したところ、良好な結果が得られましたので、正式鑑定に入りました。

毛髪ＢについてＤＮＡ型判定を行なったところ、犯人とされている18—30型ではなく、18—29型という結果が出たので、非常に驚きました。

私は警察庁の科学警察研究所が、当時の最新のＤＮＡ型の検査をして、その結果に基づいて控訴審でも無期懲役の判決が出ていると思っていました。型が一つ違えば他人であるというＤＮＡ型の特徴から、これは大変なことになったと思いました。

そこでＣ・Ｄ・Ｅについて検査を行なった結果、同じように18—29型という型判定がなされたのです。そこで残りの毛髪は、疑いが生じた場合に、これを第三者が検証する必要があるため、手を加えないことにし、マイナス80℃で保存しました。

この結果を、どう解釈すれば良いのでしょうか？　一つは真犯人でない人を逮捕してしまっているのか？　あるいは警察のＤＮＡ型鑑定が間違っていて、実は真犯人なのか？　いずれにしても重大な結果で、この結論をしっかりと記載して、検査を依頼されたので表題は「検査報告書」とし、平成九年（一九九七）九月二十五日付で署名し提出したのです。この報告書は弁護士を通じて最高裁に提出されたのです。

この結果は東京高裁で出している判決と異なる重大な結果ですので、たとえば私に検査の詳細について証言を求めるのでは

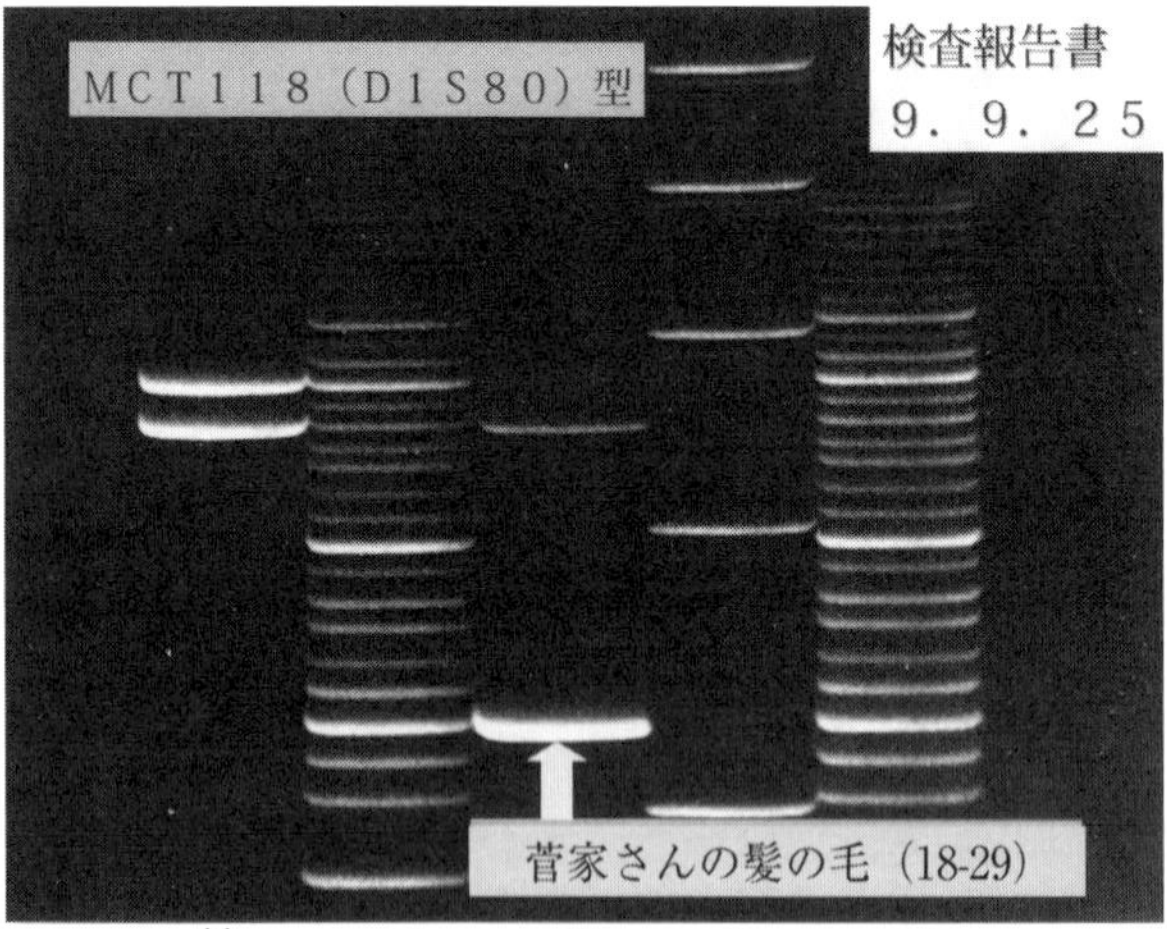

ないかとか、裁判官が職権によってＤＮＡ型の再鑑定を依頼するのではないかと期待したのですが、はかばかしい反応はなかったのです。

後の平成二十二年（二〇一〇）三月十四日付『下野新聞』の《らせんの真実〈7〉秘策毛髪密送、独自に鑑定　最高裁に「10年後恥かく」》という記事では、最高裁へ上告してから四年が過ぎ、弁護団が六回目の補充書を提出した平成十二年（二〇〇〇）七月七日。当時、数々の再審無罪事件に携わり、控訴審途中から足利事件弁護団に加わった岡部《おかべ》保男《やすお》弁護士は、最高裁判事の下で事前審査に当たる後藤《ごとう》真理子《まりこ》調査官（判事）らと面会し、「今再鑑定をやらないと、裁判所は一〇年後に恥をかきますよ。それでもいいのですか」と、再鑑定を実施するよう詰め寄ったとあります。

さらに記事には、「はあ」とあいまいな返事を繰り返す後藤調査官。その十日後の二〇〇〇年七月十七日、最高裁は「ＤＮＡ型鑑定は科学的に信頼される方法で行なわれた」と上告を棄却する。同二十六日に菅家氏の無期懲役が確定したと紹介しています。

実際に、二〇〇〇年七月十七日の第二小法廷の最高裁決定では、「記録を精査しても、被告人が犯人であるとして原判決に、事実誤認、法令違反があるとは認められない。なお、本件で証拠の一つとして採用されたいわゆるＭＣＴ１１８ＤＮＡ型鑑定は、その科学的原理が理論的正確性を有し、具体的な実施の方法もその技術を習得した者により、科学的に信頼される方法で行われたと認められる。したがって、右鑑定の証拠価値については、その後の科学技術の発展により新たに解明された事項等も加味して慎重に検討されるべきであるが、なお、これを証拠として用いることが許されるとした原判決は相当である」として、押田検査報告書については一行も述べず、科学警察研究所で行なったＤＮＡ型鑑定は信頼できると判断して、上告を棄却し無期懲役が確定してしまったのです。この裁判長裁判官は亀山継夫《かめやまつぎお》、裁判官は河合伸一《かわいしんいち》・福田博《ふくだひろし》・北川弘治《きたがわひろはる》・梶谷玄《かじたにげん》です。

再審請求に対して

弁護団としては、このまま済ますわけにはいかないとなり、平成十四年（二〇〇二）から再審請求を始めました。新しい証拠がなければ再審請求は認められません。しかし、上告棄却決定の中に書いていないことについては、新しい証拠になり得るとなって、私の書いた検査報告書が新しい証拠として提出されたのです。

平成九年（一九九七）十月二十八日に、弁護人が「上告趣意補充書（一）」を提出していますが、そこには「本件ＤＮＡ鑑定に疑問を持つ弁護人らは、被告人の毛髪を対象としたアレリックマーカーを使用したMCT１１８型の鑑定を思いつき、この度、押田茂實日本大学教授に依頼して検査したところ、被告人のMCT１１８型は18―30型ではなく、18―29型であることが判明し、弁護人らの前記推測が正しかったことが明らかになった」と記載しています。

そして「少なくとも、被告人のMCT１１８型が18―29型であることが判明した以上、一審判決あるいは二審判決のDNA鑑定に関する判示はその根拠を失い、かえって被告人が真犯人であることには合理的な疑いがあると言わなくてはならず、一審判決および二審判決が破棄を免《まぬが》れないことは既に明白なのである」と記載していました。

その後、長期間の審議中に時効が成立してしまいました。

平成二十年（二〇〇八）二月十三日に宇都宮地裁が再審請求を棄却した原決定は、中立人のものであるとされる毛髪について、中立人のものであることの署名がないなどとして、弁護人の主張を認めなかったが、仮に争点を置くとしても弁護人の主張は１２３マーカーを使用した場合の16―26型がアレリックマーカーを使用した場合の18―30型だけに対応し、18―29には対応しないということを前提とした結論である点で誤りであると指摘していました。

この再審請求を棄却した宇都宮地裁の判決については、裁判長裁判官は池本寿美子《いけもとすみこ》、裁判官は中尾佳久《なかおよしひさ》・佐藤裕子《さとうゆうこ》でした

マスコミが騒然！

この再審請求を棄却する決定を不服として、東京高等裁判所に即時抗告の申立がされました。

再審請求が棄却された直後からマスコミの取材が激しくなりました。

平成二十年（二〇〇八）二月十九日（火）午前八時三〇分からの、テレビ朝日の『スーパーモーニング』では、「拝啓　裁判長　異議あり」という驚くべき題名で特別番組を放送しました。これまでの経過を詳細に放送し、今回の再審請求棄却に対する強烈な「異議」を述べ、〝真犯人は別にいる!?〟という字句も提示して粛々と放送は進行したのです。

取材された私も、「その頃のＤＮＡ型鑑定で犯人を特定できたとスクープされたのが記憶に残っている」と述べています。

その後、平成二十年十月五日、テレビ朝日『サンデープロジェクト』や十一月十四日放送の日本テレビ『リアルタイム』などにも取り上げられました。

平成二十年十月十五日付で、東京高等裁判所第一刑事部にあてて、東京高等検察庁の検察官は「このＤＮＡ型鑑定について弁護人、申立人のＭＣＴ１１８部位のＤＮＡ型鑑定だけを行なう鑑定は無意味であるばかりか、有害であるとすら言えるので実施することには反対である。また本件半袖下着に付着した遺留精液と中立人由来の資料の異同識別を行なうＤＮＡ型鑑定についても、実施する必要性はないと考えるものの、この点に関してはあえて反対はしない」というふうに意見を述べています。

その根拠として「弁護人は申立人のものであるとされる毛髪について、アレリックマーカーを使用したＭＣＴ１１８部位のＤＮＡ型鑑定を行なった結果が18―29型であり（これは押田鑑定）、科学警察研究所の論文によれば１２３マーカーを使用した場合の16―26型はアレリックマーカーを使用した場合の18―30型に対応するのであるから、アレリックマーカーを使用した場合の18―29型である申立人は犯人ではない」と主張しています。

さらに「１２３マーカーを使用した場合の16―

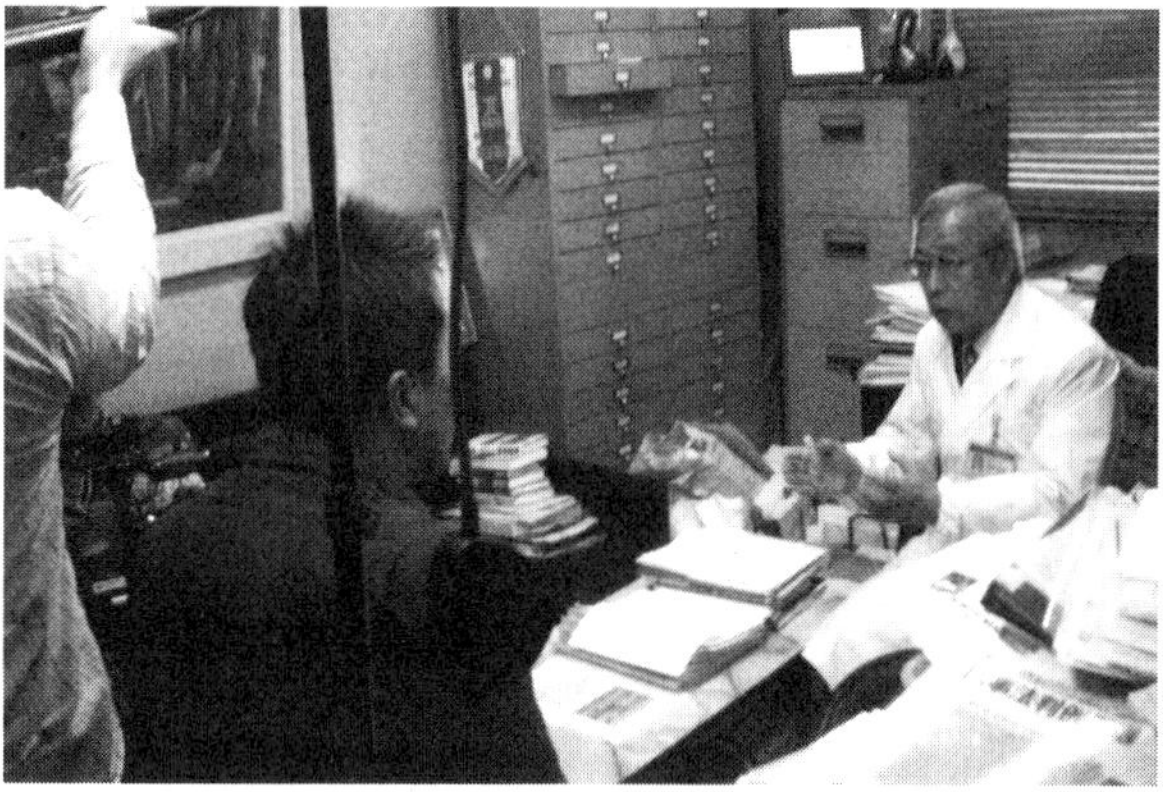

テレビ朝日『報道ステーション』の取材を受ける著者

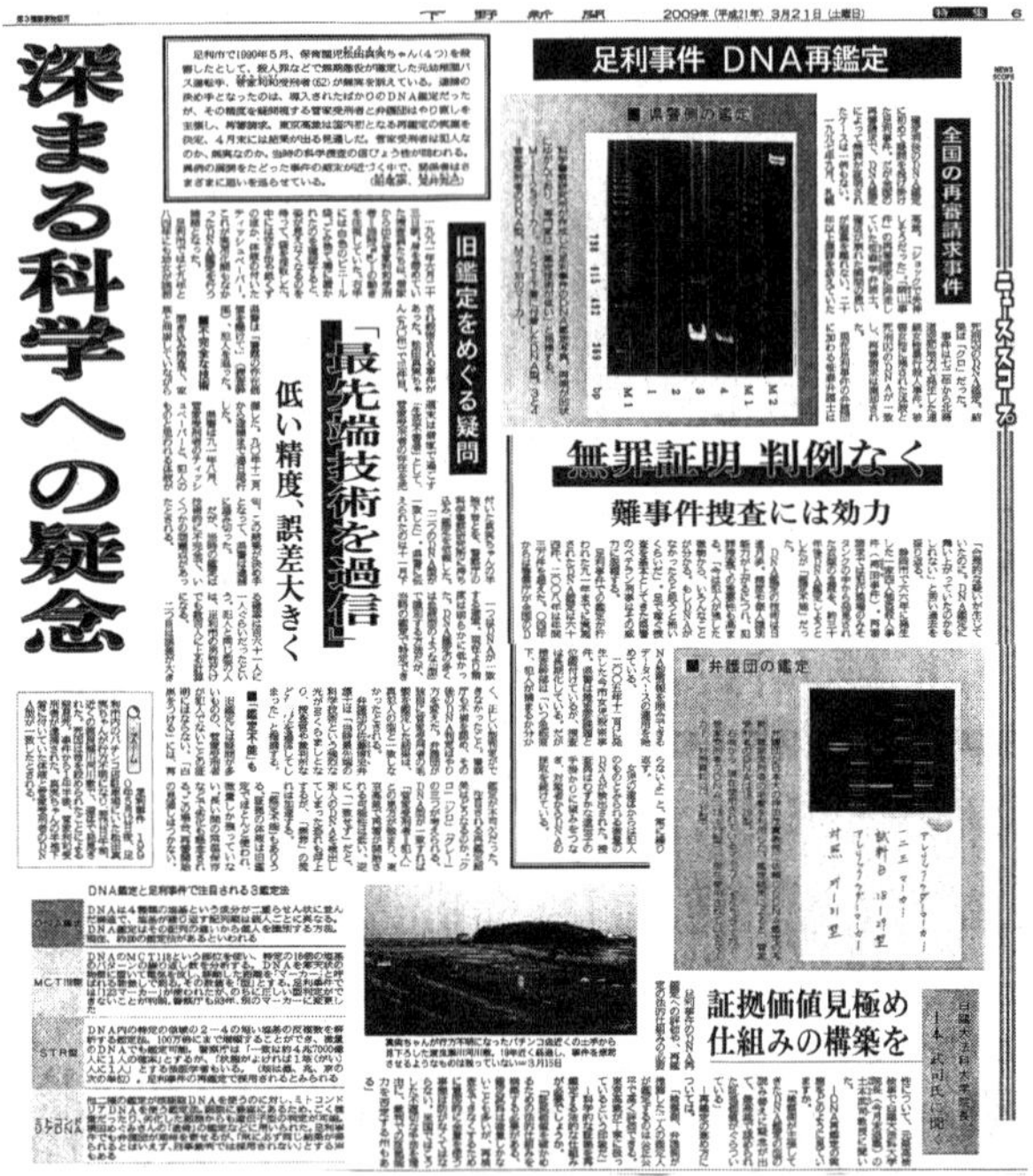
下野新聞　2009年（平成21年）3月21日（土曜日）　特集　6

深まる科学への疑念

足利事件 DNA再鑑定

旧鑑定をめぐる疑問

「最先端技術を過信」

低い精度、誤差大きく

全国の再審請求事件

無罪証明 判例なく

難事件捜査には効力

証拠価値見極め 仕組みの構築を

26型が、アレリックマーカーを使用した場合の18—29型に判定される可能性があることについては、確定判決の控訴審でも審理されているところであるし、同じ点が争点となった、いわゆる飯塚《いいづか》事件（112ページ参照）の控訴審判決においても認められているところであるから、123マーカーを使用した場合の16—26型がアレリックマーカーを使用した場合の18—30型だけでなく、18—29型にも対応する場合のあることは明らか

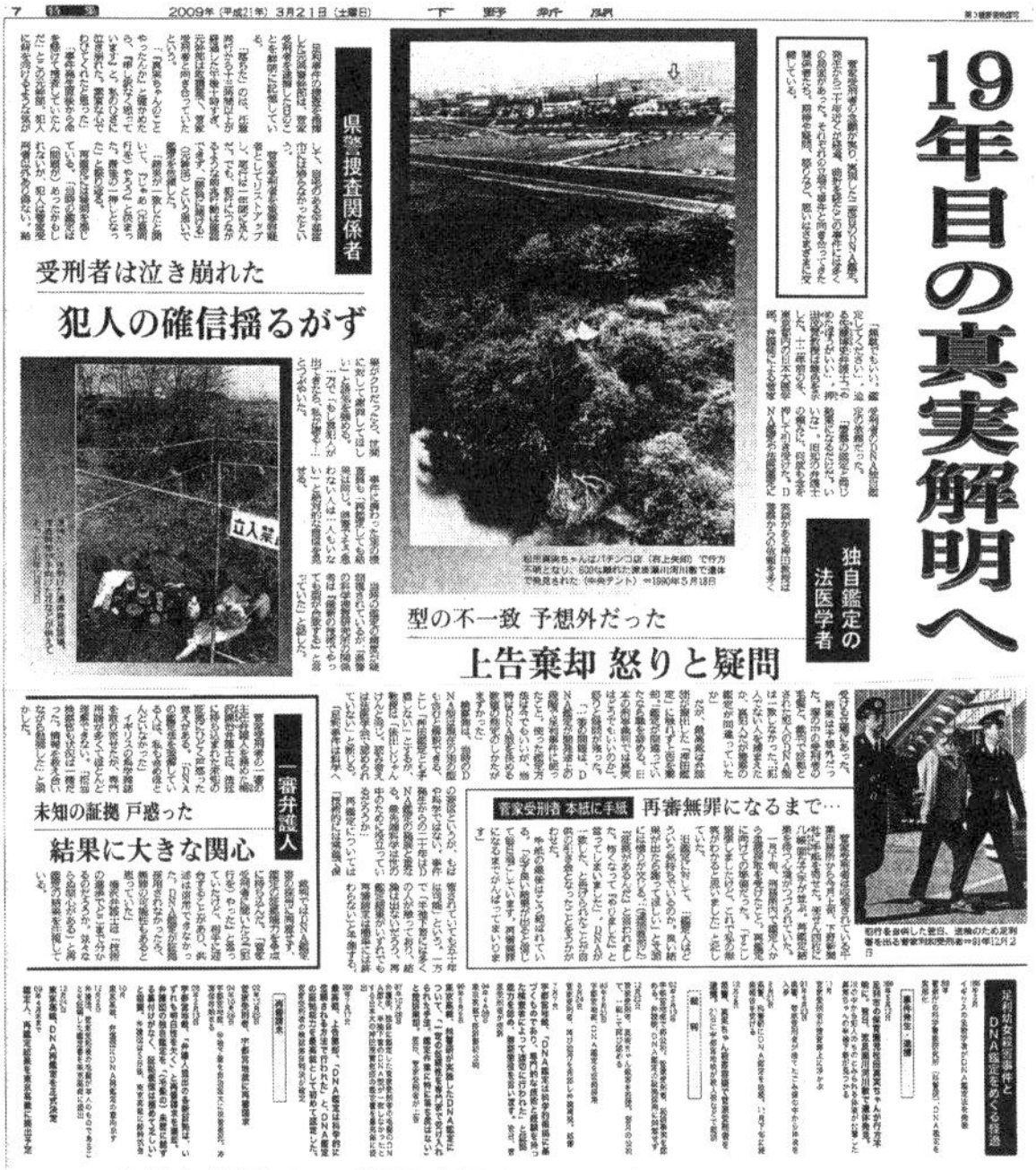

2009年（平成21年）3月21日（土曜日）　下野新聞

19年目の真実解明へ

独自鑑定の法医学者

型の不一致 予想外だった

上告棄却 怒りと疑問

県警捜査関係者

受刑者は泣き崩れた

犯人の確信揺るがず

一審弁護人

未知の証拠 戸惑った

結果に大きな関心

菅家受刑者 本紙に手紙

再審無罪になるまで…

足利幼女殺害事件とDNA鑑定をめぐる経過

事件を報道する『下野新聞』2009年3月21日の記事

である。このように押田鑑定は確定判決のDNA型鑑定の信用性に何らの影響を与えないものであるから、押田鑑定の存在を理由として当審において何らかの証拠調べをする必要性は認められない」としています。

「弁護人は、本事件に関する平成十二年七月十七日、最高裁決定の本件DNA鑑定の証拠価値については、その後の科学技術の発展により、新たに解明された事項なども加味して慎重に検討されるべきであるが……との判示を根拠に門前払いで結論を出すことは絶対に許されないと主張するが、同決定は確定判決の控訴審判決後に行なわれた押田鑑定をも前提とした上で、弁護人の主張を排斥しているのであるから、弁護人の上記主張は失当である」としていました。

検察も「速やかな無罪判決」を求める

東京高等裁判所（田中康郎《たなかやすろう》裁判長）は、平成二十年（二〇〇八）十二月二十四日に検査報告書などの新証拠の内容、本件の証拠構造におけるDNA型鑑定の重要性およびDNA型鑑定に関する著しい理論と技術の進展の状況などに鑑み、菅家氏および本件半袖下着について、DNA型の再鑑定を行なう旨の決定をしました。

具体的には、大阪医科大学鈴木廣一《すずきこういち》教授および筑波大学本田克也《ほんだかつや》教授を鑑定人に命じました。そして平成二十一年（二〇〇九）五月には、両鑑定人から「犯人のDNA型と、菅家氏のDNA型が不一致である」とする鑑定書が提出されました。

結果的には、検察側が依頼した鈴木鑑定人の「犯人のDNA型と、この菅家氏のDNA型が不一致である」ということが決め手となりました。この根本的な回答については弁護側の本田鑑定人も一致していましたので、これはもう明らかに菅家氏が無実であるということが証明されたと判断されました。

菅家氏は、平成二十一年六月四日に、無罪判決の出る前に釈放されたのです。再審で無罪が確定する前に、身柄が釈放されたという例は、私は寡聞《かぶん》にして聞いたことがありません。これは多分、初めてだったと思います。

最新のＤＮＡ型鑑定では「型が一つでも違えば関係者ではない」という証明ができるという特徴があります。もちろん犯人として追及される手段としても抜群のものです。一方で事件と関係がないということを、今では一発で証明することができるのです。

まさに、この菅家氏のケー

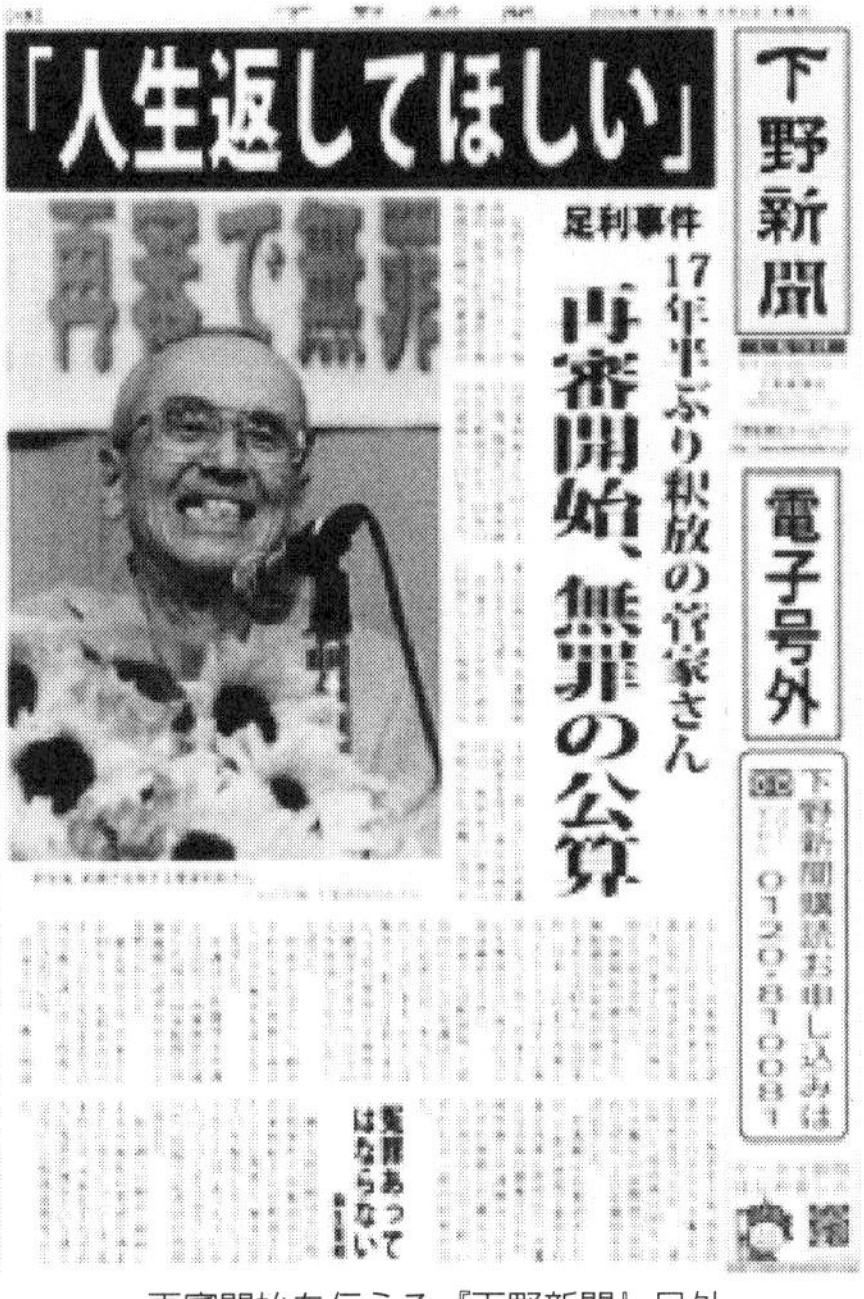
下野新聞
電子号外
「人生返してほしい」
足利事件
17年半ぶり釈放の菅家さん
再審開始、無罪の公算

再審開始を伝える『下野新聞』号外

スでは、この特徴が生かされたと言っても良いかと思います。つまり、検察側と弁護側から依頼された鑑定人がともに、被告人の下着に付着していたDNA型と、犯人とされていた菅家氏のDNA型が異なるということになったのです。

この結果は非常にラッキーな部分もありました。つまり、事件が起こってからすでに一九年経過していたわけですが、幸いなことに血液型あるいは初期に行なった科学警察研究所で、その付着している斑痕《はんこん》の部分については検査が済んでいるわけですから、その部分については小さな欠損部分として残っていたわけです。

この下着については、検査が済んでいる部分を真っ二つに切って、一方は検察側の鑑定人、そして他方は弁護側の鑑定人に渡されていたと鑑定書に書かれています。そういう面では、その残された下着に、十分なDNA型の検査ができるだけの、DNA型のファクターが残っていたというのは、予想以上にラッキーだったと言って良いと思います。

平成二十一年十月二十一日に、再審の裁判が宇都宮地裁で開始されました。担当検事(当時)の証人尋問や、菅家氏の取り調べ録音テープも法廷で再生されました。検察側も争う姿勢を見せず、「速やかな無罪判決」を求めました。

平成二十二年(二〇一〇)三月二十六日、宇都宮地裁で無罪判決を言い渡した後、「真実の声に耳を傾けられず誠に申し訳なく思います」と佐藤正信《さとうまさのぶ》裁判長は左右の陪席裁判官とともに法壇で起立し、菅家氏に深々と頭を下げたと報道されました。

問題点を考える

平成二十一年（二〇〇九）六月二十三日付『朝日新聞』によりますと、足利事件で栃木県警は当時の捜査に対して贈られた「警察庁長官賞」を返納したと発表したことを報道しています。

無期懲役刑で服役中だった菅家氏が釈放されたことを受けて、県警監察課によりますと、返納した長官賞は捜査本部に対してと、菅家氏の情報を最初に報告した当時の巡査部長に対するものであるとしています。

このように「警察庁長官賞」は返納されましたが、私が提出した毛髪のＤＮＡ型が異なるとして最高裁に証拠が提出されていたにもかかわらず、それらを決定の中に盛り込まないで、無期懲役を確定させた裁判長はどうなったのでしょう。

その後『週刊現代』の平成二十六年（二〇一四）六月六日号に、亀山継夫最高裁裁判長は平成十八年（二〇〇六）に旭日大綬章を受章したとされています。しかし、このような勲章をそのままにしておいて良いのかどうか、はなはだ疑問です。

平成二十二年（二〇一〇）三月二十六日の再審開始決定の日、宇都宮地裁刑事部では再審無罪が確定しましたが、菅家氏はその前の平成二十一年六月四日に釈放されています。

平成二十三年（二〇一一）一月十四日にいたり、宇都宮地裁佐藤正信裁判長は、刑事補償について決定しました。菅家氏と代理人の弁護士は、誤認逮捕された平成三年（一九九一）十二月二日から、再審請求即時抗告審のDNA型再鑑定の不一致で釈放された二〇〇九年六月四日までの計六三九五日は刑事補償対象の身柄拘束期間と判断しました。

そこで刑事補償法が定める一日あたりの補償額の最高額の一万二五〇〇円で計算し、平成二十二年九月に約八〇〇〇万円を請求していましたが、この請求どおり約八〇〇〇万円を支払うという決定書を交付しました。また、これまでの裁判費用として、菅家氏が請求していた費用補償についても、地裁は同日に約一二〇〇万円の支払いを決定しました。

平成二十二年の正月に、菅家氏が記者会見で笑顔を見せる顔写真が付いた年賀状をいただきました。けれども、私は菅家氏が平成二十一年に釈放されても、少しも嬉しくはありませんでした。

私が毛髪によりDNA型鑑定を行なって、判決で示されているDNA型と違うという意見書を平成五年（一九九三）に提出しています。その当時、最高裁において再鑑定を行なう、あるいは場合によれば詳細な検討をすることが大切だと思っていましたので、菅家氏が平成二十一年に釈放されても嬉しくはなく、これは平成九年（一九九七）あるいは平成十年（一九九八）にやるべきことであったと痛感しているのです。

雑誌『季刊　刑事弁護』第63号2010年autumnでは、「特別企画　足利事件の教訓から学ぶ」として法政大学教授・元裁判官木谷明氏（当時）、弁護士岡部保男氏と私の鼎談《ていだん》があり、「なぜ裁判所は誤判を繰り返したのか　足利事件を通して考える」が記載されています。

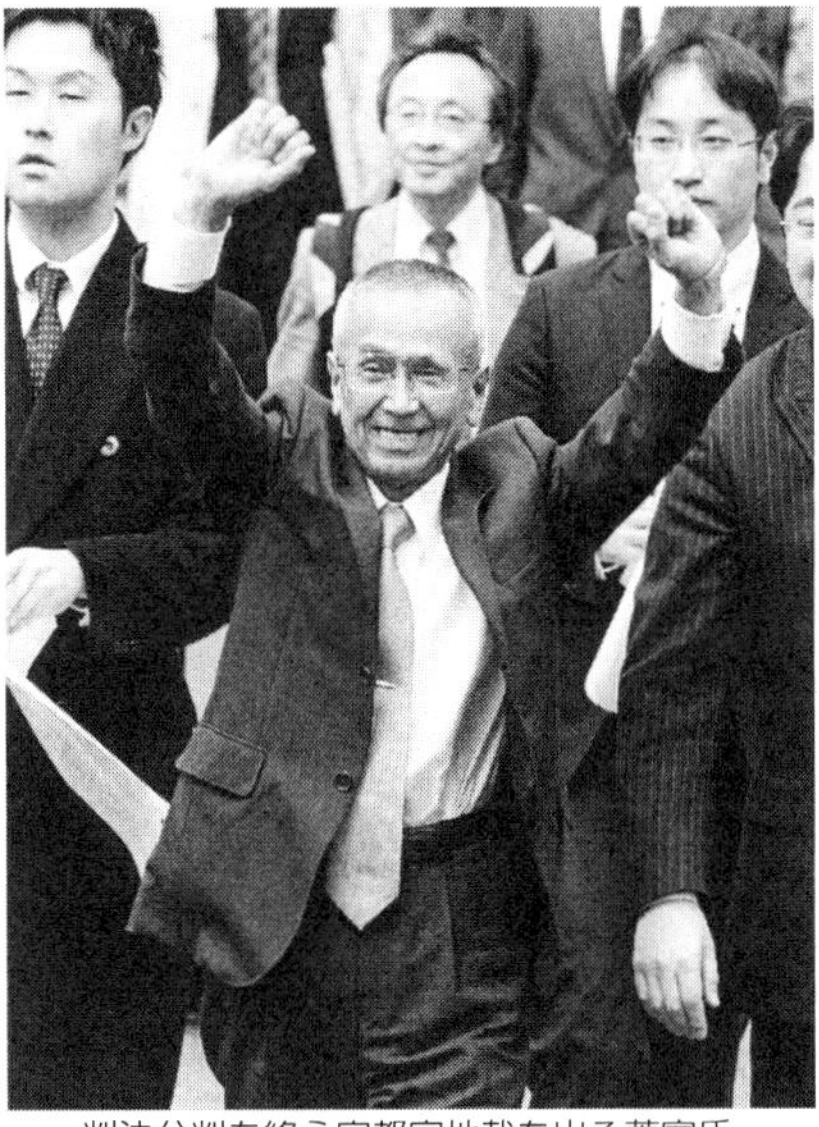

判決公判を終え宇都宮地裁を出る菅家氏

布川事件

再審無罪まで四四年

布川事件とは?

布川《ふかわ》事件は、昭和四十二年（一九六七）八月三十日の朝、茨城県北相馬《きたそうま》郡利根《とね》町布川で発生しました。独り暮らしだった大工の男性（当時六二歳）が他殺体で発見された強盗殺人事件です。犯人として近隣に住む桜井昌司《さくらいしょうじ》氏（当時二〇歳）と杉山卓男《すぎやまたかお》氏（当時二一歳）が逮捕、起訴されました。

昭和四十五年（一九七〇）十月六日に第一審の水戸地裁土浦《つちうら》支部は無期懲役とし、昭和四十八年（一九七三）十二月二十日の第二審の東京高裁では控訴を棄却し、昭和五十三年（一九七八）七月三日に最高裁で上告が棄却され、二人ともに無期懲役が確定しました。

証拠は被告人の自白と現場の目撃証言のみで、当初から冤罪の可能性が指摘されていました。収監された二人は平成八年（一九九六）十一月の仮釈放後も無実を訴えていました。

平成十三年（二〇〇一）十二月六日に第二次再審請求（一回目は収監中の昭和五十八年

［一九八三］十二月二十三日に行なわれ、棄却された）を水戸地裁土浦支部に申立て、同支部は平成十七年（二〇〇五）九月二十一日に再審開始を決定しました。

平成二十年（二〇〇八）七月十四日、東京高裁（門野博裁判長）は再審開始決定を支持し、平成二十一年（二〇〇九）十二月十五日、最高裁（竹内行夫《たけうちゆきお》裁判長）は、検察側の特別抗告を棄却し再審開始が確定しました。

再審開始とＤＮＡ型鑑定

布川事件の再審裁判の間に、証拠として焦点を浴びたのがＤＮＡ型鑑定でした。

足利事件を担当した田辺泰弘《たなべやすひろ》検事は、平成二十二年（二〇一〇）二月の再審論告・弁論公判で、「真犯人でない菅家さんを起訴し、一七年余りの長期間服役を余儀なくされたことは取り返しのつかないことで、誠に申し訳なく思っています」と他の検事と一緒に頭を下げました。

その後布川事件も担当した田辺検事はＤＮＡ型鑑定で起死回生を図りました。

被害男性は両足をタオルとワイシャツで縛られており、首にはパンツが巻きつけられた上、口にパンツが押し込まれていました。そこで、口に押し込まれていたパンツに被害者のみならず、加害者のＤＮＡ型が検出されるかどうかに田辺検事が注目したのです。

弁護側は「自白の信用性などに重大な疑問が生じたとする再審開始決定を尊重すべきだ。新たな立証は許されない」と主張していました。

「被告人の目の前に、証拠になるパンツをむき出しにおいて自白を求めた」という状況では、二人の唾液などが遺留物に付着した可能性があります。当時はＤＮＡ型鑑定の可能性も考えられておらず、汚染防止対策などの十分管理された証拠物とは考えられませんでした。結果的には水戸地裁土浦支部（神田《かんだ》大助《だいすけ》裁判長）は、検察側が求めていたＤＮＡ型鑑定を却下しました。

私は、新聞の取材を受けて、「二人のＤＮＡ型が犯行時以外に混入していないことを十分に証明できなかった検察側の請求を許さなかったのだろう。その見解は評価できる」とコメントしました。

布川事件略年表

昭和 42 年（1967）	8 月 30 日	事件の発生
	10 月 10 日	被疑者逮捕
昭和 45 年（1970）	10 月 6 日	水戸地裁土浦支部　無期懲役
昭和 48 年（1973）	12 月 20 日	東京高裁　控訴棄却
昭和 53 年（1978）	7 月 3 日	最高裁上告棄却（無期懲役確定）
昭和 58 年（1983）	12 月 23 日	第一次再審請求棄却
平成 8 年（1996）	11 月	仮釈放
平成 13 年（2001）	12 月 6 日	第二次再審請求
平成 17 年（2005）	9 月 21 日	水戸地裁土浦支部再審開始決定
平成 20 年（2008）	7 月 14 日	東京高裁　検察側の即時抗告棄却
平成 21 年（2009）	12 月 15 日	最高裁　検察側の特別抗告棄却　再審開始確定
平成 23 年（2011）	5 月 24 日	水戸地裁土浦支部　再審無罪
	6 月 7 日	控訴断念・無罪確定
	8 月 29 日	刑事補償請求
平成 24 年（2012）	3 月 5 日	刑事補償満額支給　各一億三千万円
	5 月	国家賠償請求

刑事補償と国家賠償は？

ＤＮＡ型鑑定以外にも、録音テープの存在も注目されました。確定審においては、検察は録音テープの存在を否定していました。検事から証拠として新たに開示された事件当時の取り調べテープに中断（編集）した跡が何ヵ所も見受けられるなど、証拠開示されなかった多くの新証拠にも大きな問題があることが明らかとなりました。

平成二十三年（二〇一一）五月二十四日、布川事件については水戸地方裁判所土浦支部で無罪判決が下されました。

同年八月二十九日、二人は水戸地方裁判所土浦支部に、刑事補償法に基づき補償を請求しました。金額は各一億三〇〇〇万円（一万二五〇〇円×三六五日×二九年）で、その後決定されました。さらに一審から上告審までにかかった裁判費用の約一五〇〇万円を支払う決定も出されました。平成二十四年（二〇一二）五月、桜井氏は、国家賠償法に基づく賠償請求訴訟を提起しました（ニューヨークで発生したレイプ冤罪事件の賠償額は禁錮《きんこ》一年ごとに約一〇〇万ドル（約一億円）の支払いと報道されています）。

布川事件で再審無罪までにかかった期間は四四年であり、これは戦後に起きた事件の中で最長でした。

カラオケ帝王

「刑務所に入ったことのある人、手を挙げて」と、法学部やロースクールの学生に聞くと、皆唖然《あぜん》とします。

ところが上智大学法学部で一人「ハイ」と手を挙げました。皆「え？」と驚き顔を見て納得しました。講義を参観していた先生で、「キリスト教の説明に行ってきました」ということでした。

「私は刑務所に一〇回以上入ったり、出たりしました！」というと、「嘘でしょう！」という感じでしたが、「本当です！　本職のマジシャンとして各地の刑務所に慰問に行ったのです。法医学顧問として出張した沖縄では刑務所に二回も慰問に行きました」といったトタンに笑いに包まれます。

足利事件で無罪となった菅家《すがや》氏と布川事件の桜井《さくらい》氏と、平成二十一年（二〇〇九）九月に初めて会ったのは新大久保の〝カラオケ店〟でした。

刑務所の中での楽しみは「ゴハン」「面会」「慰問」そして「カラオケ大会」なのです。桜井さんは無罪になって釈放されるまで「二七年間！」でしたので、「カラオケ帝王」と呼ばれるくらいうまかったのです。ただし歌う曲がかなり古い歌でした。釈放後しばらくしてC

Dも出版しました。

足利事件の菅家氏も釈放されるまで「一七年！」でしたので、「カラオケ大会銀賞」獲得者でした。やはり歌う曲は古い歌でしたが、味のある歌い方でした。この時氷見《ひみ》事件で無罪となった柳原《やなぎはら》氏は「二年間」の懲役でしたので、カラオケは上手になっていませんでした。

その後、神楽坂《かぐらざか》のカラオケ店でも桜井氏・菅家氏と一緒に歌いました。この時には鹿児島志布志《しぶし》事件で無罪となった選挙違反の方とも一緒になりましたが、かなり上手でした。

「カラオケ冤罪友の会」は今後も継続予定です。

ちなみに、私が歌うのは『みちのく一人旅』と、沖縄でも歌う人が限られる『なりやまあやぐ（現地発音）』です。

氷見事件

誤認逮捕の強姦・強姦未遂事件

誤認逮捕の強姦・強姦未遂事件

いわゆる「氷見《ひみ》事件」は、平成十四年（二〇〇二）に発生した婦女暴行事件など二事件で、富山県警に逮捕された柳原浩《ひろし》氏（当時三四歳）が、約二年間の服役後に真犯人が逮捕され、無実と判明した冤罪事件です。

逮捕された柳原氏によりますと、二つの事件の現場となった被害女性の部屋には、一度も入ったことがなかったということです。この強姦事件の取り調べで、取調官に肩の力を抜けと言われ、背後から取調官に右手首を摑《つか》まれて見取り図を描かされたと言っています。

取調官が部屋の概要をあらかじめ描き、柳原氏は机の位置などを誘導されて描かされた。強姦未遂事件でも同様に描かされたということです。いずれも被害者の描いた図と似ており、机の位置や犯行におよんだ場所などは手描きで記入され、柳原氏の署名と指印が押されていたことになっています。

この誤認逮捕の事件は、いずれも女性が自宅で襲われたという強姦と強姦未遂事件ですが、男性は二〇〇二年四月に氷見署で任意の聴取を受け、三日目の聴取で自白し逮捕されたとなっています。

鑑定書は、被害者の下着三ヵ所に付着していた体液について、赤血球の表面にあるタンパク質（抗原）を調べ、富山県警が平成十四年二月に作成。原告側の求めで、被告側が提出していました。

この「氷見事件」では、柳原氏は一貫して起訴事実を認めました。その結果、富山地裁高岡支部では懲役三年を言い渡し、平成十四年十二月十二日に刑が確定し、その後約二年間服役し、平成十七年（二〇〇五）一月に福井刑務所を仮出所したのです。

平成十八年（二〇〇六）十一月に、別の無職の五二歳の男性が、二つの事件について自供したため、誤認逮捕と公表して謝罪したことになります。

氷見事件略年表

平成14年（2002）	3月	事件の発生（2件）
	4月15日	被疑者逮捕
	12月12日	富山地裁高岡支部懲役3年判決（確定）
平成17年（2005）	1月	仮出所
平成18年（2006）	11月	別の被告人が事件を自供
平成19年（2007）	1月	富山県警と富山地検が誤認逮捕を公表
	2月	富山地検高岡支部が再審請求（無罪求刑）
	10月10日	富山地裁高岡支部　再審無罪判決
		富山地検高岡支部　上訴棄却　無罪確定
平成21年（2009）	5月14日	国家賠償請求訴訟

最初に逮捕された柳原氏は、完全に無罪になったということで、平成二十年（二〇〇八）に刑事補償法に基づいて補償金が支払われました。その後、国や県などに、約一億四〇〇〇万円を求めた国家賠償請求訴訟が提起され、現在進行中です。

その後の公判で刑事課長は、柳原氏を犯人と確信した決め手について、被害者が「この男が犯人」と強く証言した点や、犯行現場の場所を案内した点を挙げて、相当な理由があったとして捜査の違法性を否定しています。

誤認逮捕された柳原氏は「自分が、なぜ犯人になったのか。取り調べた警察官や検察官は出廷して真実を話してほしい。警察や検察には証拠書類の全面開示を願う」という意見を陳述しています。

第二章

再審開始が争われている事件

福井女子中学生殺人事件　再審開始決定がなぜ覆《くつがえ》る

卒業式の日に惨殺された女子中学生

昭和六十一年（一九八六）三月十九日の午後九時四〇分頃、福井市の市営住宅の一室で一五歳の女子中学生が殺害されているのが発見されました。顔面や頸部《けいぶ》などに多数の損傷があるという残虐な事件で、この日は女子中学生の卒業式の日でした。

当初の予想に反して捜査は難航し、翌年の三月二十九日に前川彰司《まえかわしょうじ》氏（当時二一歳）が逮捕されましたが、彼は一貫して被害者との接触も犯行も否認していました。

三年にわたる裁判の末に、平成二年（一九九〇）九月二十六日には福井地方裁判所（西村尤克《にしむらもとよし》裁判長）は、この殺人については無罪（求刑・懲役十三年）。ただしシンナー（接着剤）を使用の事実で、罰金三万円の有罪判決としたのです。

この殺人無罪判決に対して検察が控訴し、平成七（一九九五）年二月九日に名古屋高等裁判所金沢支部は、シンナーの濫用による心神耗弱《こうじゃく》状態にあったということで、地裁の無罪判決を覆《くつがえ》し、殺人事件としては軽い懲役七年という逆転有罪判決を出しました。

これに対して被告弁護側は、最高裁に上告しました。

当時の私は、忙しいということもあり、再鑑定については殺人事件や強盗殺人事件のような、死刑または無期懲役という重い事件のみを扱うことにしていました。しかし、東北大学の教養部寮で一緒に生活した友人の菅野《すげの》昭夫《あきお》弁護士（山中事件担当）に紹介された吉村《よしむら》悟《さとる》弁護士が、「先生、この事件もおかしいんですよ」と言って、相談に乗ってほしいということになったのです。

そこで私は当初は、「様子を見ながら、変な方向に行くようであれば相談に乗りましょう」としていました。ところが一審で無罪だったのに、控訴審の名古屋高裁金沢支部（小島祐史《こじまひろし》裁判長、松尾《まつお》昭彦《あきひこ》・田中《たなか》敦《あつし》裁判官）で懲役七年という逆転有罪になり、弁護士から「何とか

福井女子中学生殺人事件略年表

昭和61（1986）年3月19日	事件の発生
昭和62（1987）年3月29日	被疑者逮捕
平成2（1990）年9月26日	福井地裁　殺人について無罪 （シンナーの使用につき罰金3万円の有罪判決）
平成7（1995）年2月9日	名古屋高裁金沢支部　逆転有罪判決（懲役7年）
平成8（1996）年8月31日	押田鑑定（凶器）
平成9（1997）年11月12日	最高裁上告棄却
平成15（2003）年3月	刑期満了で出所
平成16（2004）年	再審請求
平成21（2009）年5月1日	押田再意見書
平成23（2011）年11月30日	名古屋高裁金沢支部再審開始決定
平成25（2013）年3月6日	名古屋高裁　再審開始取消決定 特別抗告

お願いしたい」と頼まれ、真面目な弁護士たちでしたので「それでは」となって、事件の詳細や証拠関係の再評価をしてみたのです。

調べてみると、この女子中学生が卒業式の日に、五十数ヵ所という多数の損傷を受けています。私の長い法医解剖生活では、それまで一五〇〇体以上の解剖経験がありましたが、現場写真を見ましたら、これまで見たこともないような凄惨《せいさん》なものだったのです。

上告審係属中の平成八年（一九九六）四月十五日に、弁護士から意見書作成を依頼され、慎重に検討を重ねて、同年八月三十一日に意見書を作成して提出しました。

その内容は、事件現場で二本の包丁が発見されていますが、その包丁で被害者の創傷《そうしょう》の成傷が可能かどうかでした。

驚くべき死体解剖鑑定書だった

この事件では、犯罪死体ですので司法解剖されています。ところが提出されている鑑定書には、死体解剖時の写真が一枚もなく、鑑定書の後ろに手描きの図が添付されていました。図が正確に描かれているとは限りません。このような場合には、立ち会い警察官が作成した解剖立会報告書には、写真が添付されているのが当たり前なのですが、それも図でした。

創《そう》をともなった死体の司法解剖をする場合には、その創の配列や位置、形態学的な特徴を正確に記録するために、拡大写真を含めたメジャー付きの写真の撮影は必須のもので、場合によってはビデオ撮影も行なうべきと私は考えていました。

「死体解剖時の写真を添付しない死体解剖鑑定書を作成している法医鑑定人がいる」とは聞いていましたが、近代刑法が施行されている日本で、このようなことが行なわれている現実を目の当たりにして、その異常さに驚きを禁じ得ませんでした。

一番の基本になる死体解剖鑑定写真がないからといって、検討を終わらせるわけにはいかず、この被害者に生じている五十数ヵ所の損傷のうち、比較的はっきりと凶器の形が推定されるかもしれない刺創《しそう》について検討しました。

創傷が発生している場合に、とくに創《そう》の場合はどこを詳細に観察するかは、法医学鑑定者にとっては基本的な問題です。創口《そうこう》、創縁《そうえん》、創端《そうたん》、創面《そうめん》（創壁）、創洞《そうどう》、創底《そうてい》（刺創《しそう》の先端部）を観察することによって損傷は鑑定されるのです。

たとえば、刃物である刃器《じんき》の引き切りによって生ずる典型的な切創《せっそう》の場合には、創端は鋭く、創縁は直線状で表皮剝脱《はくだつ》はない。また創面は平坦で、創洞は楔《くさび》形をして、神経・筋膜・線維などのために生ずる架橋状の組織はないというのが常識です。

一方、刃器の刺入によって生ずるものに刺創があり、この場合には創縁の長さよりも創洞が深くなっており、創端を詳細に観察することにより、成傷器が片刃であるか、両刃であるかなどを鑑別することができるのです。

刺創の場合には、外表に見られる創口を接着して計測した創縁の長さをＡcmとし、深さＢcmで終わっているとすると、成傷器は先端からＢcmのところで幅がＡcmまたはそれ以内の刃器が推定されます。

現場で発見された真っ直ぐな包丁と曲がった包丁が、凶器として推定されていましたので、(43)(53)(56)とナンバリングされた三つの損傷を選び出して、この損傷が実際にこれらの包丁で生ずるかどうか？　あるいは別な凶器が使われているのか？　ということについて検討しました。

(53)という損傷は、胸の上部中央にあり、鑑定書には深さが８cm、創縁の長さが３・４cmとあります。推定される凶器は先端から８cmのところで幅３・４cmまたはそれ以内の凶器となります。ところが真っ直ぐな包丁では、先端から８cmのところで幅が３・８cmで、曲がった包丁では３・２cmだったのです。つまり、真っ直ぐな包丁では矛盾するという所見が得られたのです。

創の模式図

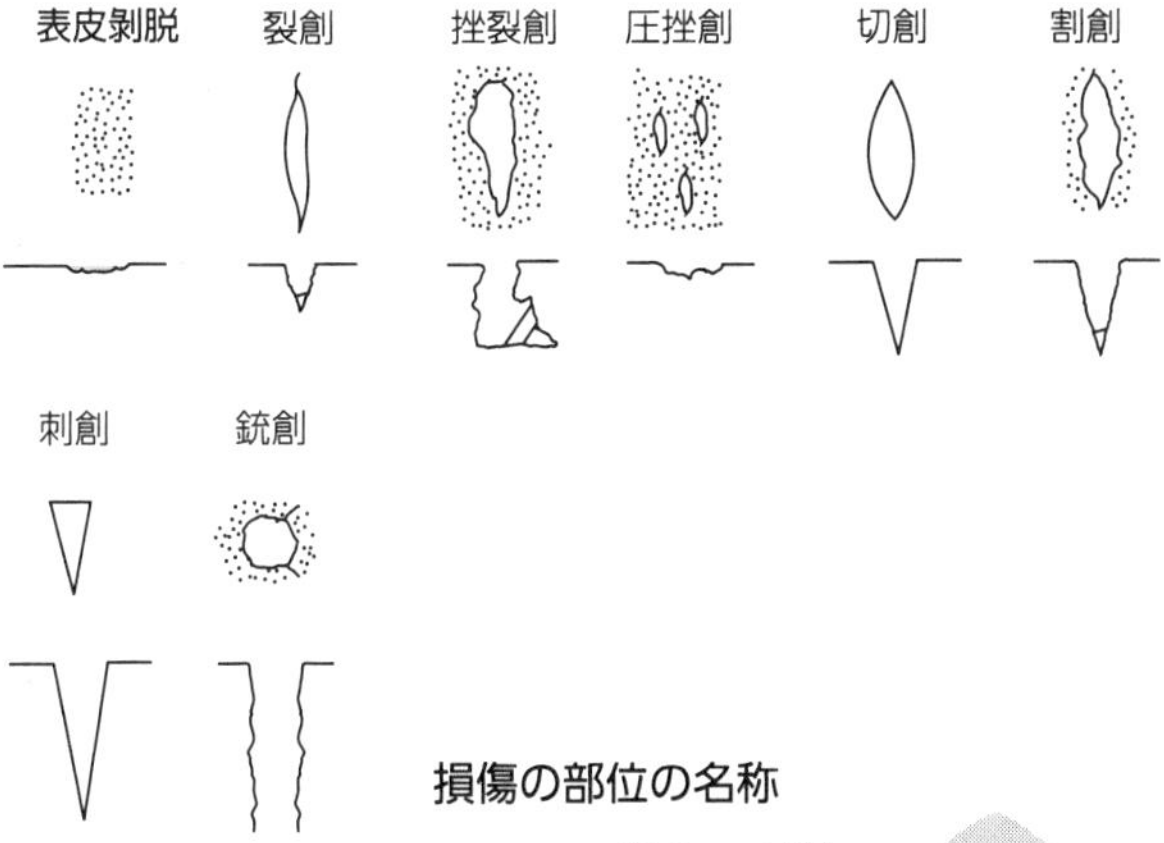

損傷の部位の名称

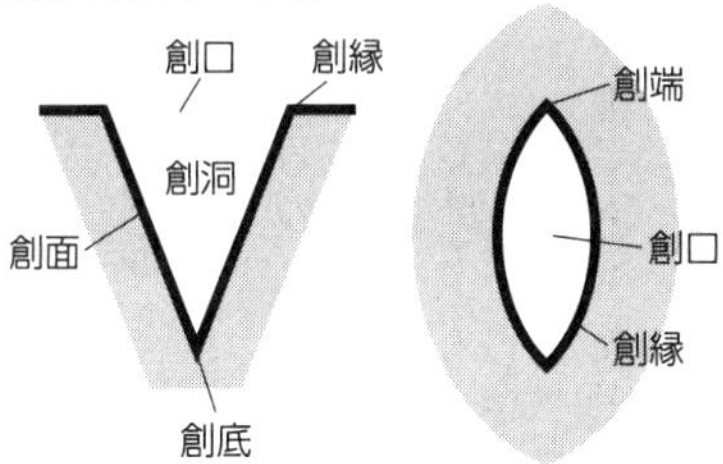

創の鑑別

	創端	創縁	創縁（表皮剥脱）	創面	創洞	創洞（架橋状組織）	成傷方法	備考
刺創	鋭、コ	直線状	なし	平坦	深い	なし	刃器の刺入	片刃、両刃
切創	鋭	直線状	なし	平坦	楔形	なし	刃器の引き切り	弁状、面状
割創	鋭、披裂	直線状	±	平、凹	凹凸	±	重い刃器の押し切り	骨に創
挫創	披裂状	凹凸	あり	凹凸	下掘り	あり	鈍体の打撲等	陥没骨折
裂創	鋭	直線状	―	凹凸	凹凸	あり	組織の伸展	轢死、焼死
			挫滅縁					

（43）の損傷は、深さが約3・5㎝で、幅が約2㎝と書いてあります。ところが真っ直ぐな包丁は先端から3・5㎝のところで、幅が3・1㎝もあります。曲がった包丁でも、幅が2・4㎝あったのです。これは両方とも矛盾しています。

それから、右鎖骨部にある（56）の損傷は、深さ約5㎝、幅は約2・1㎝とありますが、真っ直ぐな包丁は先端から5㎝で、幅が3・5㎝あり、曲がった包丁でも幅は約2・8㎝あったので、両方とも矛盾しています。

こうした数字を記述する時には、必ず有効数字を意識しなければなりません。たとえば、円周率は3・14159265……と続いていきますが、現在ではその先には二兆桁までも計算されているのです。しかし私たちは3・14と教わりました。これを有効数字と言い、理学部では一〇万桁目が問題になるのです。

したがって創口などの長さは5㎝とするのと5・0㎝と記載するのでは違うのです。5㎝とは4㎝でも6㎝でもなく、5㎝であるという意味で、5・0㎝は5・1㎝でも4・9㎝でもなく5・0㎝であるということです。

長さの測定には必ず誤差が生ずることは常識ですが、測定の誤差範囲を少なくするように努力しています。そのように誤差の範囲を考えて記載しているのであって、こういう常識を踏まえていないと、科学者でも専門家でもないということになるのです。

さらに電気カーペットその他の鑑定書および着衣の鑑定書によれば、いずれも刃器によるとする損傷が見られています。これらの損傷についても、真っ直ぐな包丁と曲がった包丁によって成傷が可能かどうかについて、詳細に検討する必要があろうと思いましたが、弁護人依頼の鑑定人である私のところに、その資料が届いていません。

このような事件では、通常、電気カーペットや着衣などは保存されていますので、顕微鏡などによる詳細な検討によって、両刃の刃器が作用したのか、特徴のある刃器が作用したのかなど、成傷器の鑑別が十分に可能ではないかと推察されたのです。

最高裁が上告棄却し刑が確定

こういう凶悪事件では、現場の鑑識活動では、特に死体を移動する前の現場観察が重要です。その際に、ビデオ撮影は現場に立ち入らないで記録でき、ズーム機能によって拡大撮影記録が可能ですので、重要性が認識されています。

本件の場合には、ビデオ記録の存在はもとより、死体解剖写真も提出されないまま控訴審が終了しており、懲役七年という逆転判決が出ています。これが近代日本の刑事裁判の現状とはにわかには信じがたいことでした。

実際に、死体の周囲に多量の血痕が飛散していましたが、どこで最終的に死亡したかを推定するのに重要な、死亡時に見られる尿失禁の跡、つまり尿斑の検査はどうなっているのか？ また、頭部のところにあるスチールキャビネットに、たくさんの血痕が飛散している写真があったのですが、これはどういうふうにしてできたのか？ などについて詳細な検討をせねばならないわけですが、それらを検討する資料が十分にあるのだろうか？ というような疑問も感じました。

このような限られた資料の中で、三つの損傷を選んで調べたところ、二つについては真っ直ぐな包丁でも曲がった包丁でも、成傷器として矛盾が見られ、他の一つについては、真っ直ぐな包丁では成傷不可能だが、曲がった包丁では可能であるという結果をまとめ、平成八年（一九九六）八月三十一日に、意見書として提出しました。

また、この損傷の形態や損傷の成傷機転を鑑別するための、重要な資料である死体解剖写真や創の拡大写真がないまま損傷を鑑別するということは、通常では考えられないくらいに奇異な状況であるということを、結果的に特記せざるを得なかったのです。

この事件は最高裁に上告されており、私が書いた意見書や弁護士による検証調書を添付した上告趣意補充書二通などを提出し、原判決の破棄差戻しを求めました。

平成九年（一九九七）十一月十二日、最高裁の第二小法廷（裁判長大西克也《おおにしかつや》、裁判官根岸重治《ねぎししげはる》・河合伸一《かわいしんいち》・福田博《ふくだひろし》）は上告棄却を決定しました。この決定文の中に、押田意見書について一言も触れられていなかったのです。

その後、前川氏は平成十五年（二〇〇三）三月で刑期を満了し、釈放されました。そして自分はやっていないのに刑務所に入れられたとして、本人を含めた弁護団が日弁連擁護委員会の協力を得て、再審請求を開始しました。

死体解剖写真が出てきた

再審請求がされ、平成二十年（二〇〇八）の夏に担当裁判官が担当検察官に「あるものを出しなさい」と言うと、それまでの裁判で出てこなかった解剖写真が検察官から大量に提出されたのです。

そこで、同年八月八日に、私は弁護士補助者として弁護士と一緒に名古屋高等裁判所金沢支部を訪れました。そして検察官提出による、写真ネガあるいはその解剖写真を含む証拠を検分することができたのです。

私は、解剖写真の損傷に付いているメジャーを参考に、写真を等倍に拡大したり、さらに拡大して損傷の詳細な検討をすることができました。そうするうちに、いくつかの異様なことに気付きました。

たとえば、現場写真では大きな血痕の付着した白い布団カバーがあり、内部に布団が入っていたのですが、証拠物の布団にはカバーがなく、布団がむき出しで保存されていました。あるいは電気カーペット用の青い上敷きの上に電話機が載ってあったのですが、別の写真では電話機はカーペット用上敷きから外れていたのです。

さらに現場写真に撮影されていた被害者の右手背側には、血痕の付着が確認されません。しかし、今回提出された解剖写真の右手第四と五指中節部に、明らかな血痕の付着が確認されたのです。あるいは、頭蓋底《ずがいてい》には大きな骨折があるということで図が描いてあったのですけれども、それ以外にもう一本の明らかな骨折が解剖写真に写っていたのですが、それは図には描いてありません。

現場写真をよく検討すると、タンスの前に存在しないはずの血痕が、別な現場写真には一個存在していたのです。また、炬燵《こたつ》台の下の血痕をよく検討しますと、その後の写真では少なくとも四個の血痕が増えていたのです。

さらに現場検証中に、被害者のブラウスのボタンを外して撮影した写真が残っているにもかかわらず、解剖写真の冒頭の写真では、元のように戻した状態になっていたのです。

解剖写真によると、被害者顔面の損傷は右前額部、右頬《ほお》後部および右下顎部《がくぶ》に集中的に偏在していたのです。解剖鑑定書によると、その創の種類は切創、刺創、刺切創と多様で、深さもさまざまでしたが、これらの損傷は顔面がほぼ固定された状態で刃器などにより損傷行為が多数加えられたことを示唆しています。

死体に防御創が認められないことを考え合わせると、被害者は刃器などによる損傷行為を受ける前に、ガラス灰皿による殴打や、電気カーペットコードによる絞頸《こうけい》（首を絞めること）によって、意識を消失していた可能性が高いと判断されました。

実際に解剖写真を検討してみますと、その中で鑑定医が特徴的な刺創があるというように記載しているものが、実は明らかに刺創ではないというようなことも判明してきたのです。

つまり「右前額部に刺創がある」というように鑑定書に記載してあって、それが真実かどうかを検討することができなかったのですけれども、現実に解剖写真を検討してみると、それは明らかに刺創ではなく、これは切創か、あるいは挫裂創ではないかと思われるように判断されました。挫裂創とは、刃器ではない鈍体の打撲によって生じた挫創と、組織の伸展によって生じた裂創の合併した創です。

再意見書では

解剖写真を含む証拠写真を検分した後の八月二十七日付で、弁護士から次のような再意見書を求められたのです。

「この提出された現場写真および死体解剖写真について、法医学者としての経験上、不審に思われる点はありますか？」

「被害者顔面の損傷から、法医学者としての経験上、どのような動機による犯行が考えられますか？　また、その検討の結果、確定判決が認定する〈シンナー乱用による幻覚・妄想状態で心神耗弱の状況下において、争いになって殺意を持って、被害者の頭部を殴打、絞頸、顔面、頸部、胸部などをめった突きにした〉との犯人像に関してどのような意見をお持ちでしょうか？」

「現場遺留の二本の文化包丁によって、死体の損傷が成傷可能か否かに関し、平成八年（一九九六）八月三十一日付の意見書に補充すべき意見はありますか？　特に本再審請求において検察官が主張する、この前記意見書に対する疑問について意見をお述べください」ということでした。

私は本件のように「身体の上からビニールカバーをかけて、その上から顔面右側を主とした部位に、執拗《しつよう》に多数の損傷を生じさせている」という手口は、リンチなどのような深い怨《えん》恨《こん》に基づく犯行であることを強く示唆しており、確定判決の認定するような、シンナー乱用による幻覚状態で心神耗弱の状態下において、争いになって激昂《げっこう》のあまり殺意を持って、被害者の頭部を殴打、絞頸し、顔面、頚部、胸部などをめった突きにしたとは考えにくいと判断しました。

また平成八年八月三十一日付で提出した、押田意見書の三つの刺創に関する意見は、法医学の常識的な見解に基づいて述べたものであり、今回の証拠物の検分を含めて慎重に再検討しましたが、先に述べた意見書を変更すべき矛盾するものは一切なかったのです。

そして平成二十一年（二〇〇九）五月一日付で、「損傷の形態や成傷機転を鑑別するための、重要な資料である死体解剖写真や創の拡大写真がないまま、損傷の鑑別をすることは通常では考えられないぐらいの奇異な事態」である。「死体解剖写真などが今回提出され、押田意見書提出後十数年経過して、詳細に検討されたことは、誠に遺憾な状況であったと言わざるを得ない」と附記した意見書を弁護士に提出したのです。

これらの意見書と再意見書は、そのまま再審の裁判に提出されました。

検察官が出した意見書

その後に検察官が出した意見書を見ますと、損傷近辺の損傷の影響による復元、計測上の困難に起因する誤差の可能性があるという意見でした。けれども、私が選んだ三つの損傷の周辺には、そういう状況が一切ないのです。

また、創口の長さが凶器の刃幅よりも短くなることや、創洞の深さが凶器の侵入部分の長さより、長くなることがあるとし、人間の身体は柔らかいので、創洞の深さは凶器の刺入部分の長さより長くなることは「よく指摘されている」と書いてありました。

しかし「よく指摘されている」とする文献はないのです。これは「長くなることが稀《まれ》にある」とされた文献を、誤って引用しています。私はこの創洞の深さと凶器の幅に関して、いろいろな法医学書を検索しましたが、「そういうことがある」という記載はありますが、「そういうことがよくある」という記載はないのです。

そして、皮下の筋肉の緊張などで創口が収縮し、そのため創縁の長さが凶器の刃幅より短くなることがあると主張していました。これは皮下の筋肉などが多いところの損傷では、若干短い創になることがあるという認識であり、大きく収縮するということにはならないのです。私が取り上げた三つの損傷については、その可能性はほとんどないと言って良いと判断されました。

検察官は「凶器と実際の損傷が合わないことがある」と記された、ある人の著書を証拠として出してきましたが、この本は「損傷」という言葉を用いず「傷《きず》」と表現しています。傷というのは、一般人相手に話をするときの表現です。

損傷を一まとめにして「傷」と言うのは一般人の言葉で、法医学の領域では形態によって「創《そう》」と「傷《しょう》」に分けます。

「創」というのは、組織の連絡が切れたもので、いわゆるパックリと皮膚が開いているものです。「傷」というのは、腫れている腫脹《しゅちょう》、凹《へこ》んでいる陥凹《かんおう》など、歪《ゆが》んでいる形の変化があっても創のないものを言います。法医学の領域では、創と傷は成傷器や成傷方法を鑑別する大きなポイントになるのです。

広い意味での傷《きず》は、創《そう》と狭い意味での傷《しょう》とを総括したものということになり、これを鑑別できない人は法医学の専門家と称することはできないのです。

この本では「筋肉や皮膚の緊張等の関係で傷の方が収縮して小さくなることは多い」と書

いてありますが、これは明らかな間違いで「小さくなることもある」というのが正確な日本語表現でしょう。そして「圧迫すると凹むゆえ、多くの場合、凶器の長さより深く入っているようである」とも書いてあり、これも「ただし例外として、皮下組織の厚い部分や大腿部《だいたいぶ》などにおいては、実際の凶器の長さよりも長い刺創が形成されることがある」とすべきでしょう。

医学書では原則と例外を転倒させた表現は避けるべきで、例外にはそれなりの原因があるものであり、その究明なくして学問は成立しません。「検察官が引用している教科書」に出ている資料は、たぶん警察内部で収集されたもので、プロの法医学者の資料ではないと言わざるを得ないと指摘したのです。

石山鑑定書の押田批判

検察側の依頼により、元東京大学教授・現帝京大学名誉教授の石山昱夫《いしやまいくお》氏が、八四ページにわたる鑑定書を、平成二十二年（二〇一〇）九月十日に提出しました。

この鑑定書では、創縁の長さが変化するということを記しており「通常の姿勢のままで刃物によって刺創を受けた状態で、肩をすくませて、鎖骨が挙上する状態になった場合に、創口は皮膚の収縮によって小さくなる可能性はないか」という点について自ら実験したところ、「通常の姿勢（立位）で3㎝あった線条は、肩をすくませると2㎝程度になった」として、写真を四枚添付してありました。

実際の被害者は一五歳の女性であるのに、七九歳の男性鑑定人が被験者となっています。「私が自分で実験した結果である。その実験の結果を素人写真であるが、本意見書に添付したので参照されたい」とし、石山氏の「七九歳の皮膚でも、この程度の皮膚の収縮効果が認められるのであるから、若年者について実験すれば、もっと有用な結果が得られるであろう」と記載していました。

この実験については、その後、平成二十三年（二〇一一）一月七日と一月二十一日に、名古屋高裁金沢支部で行なわれた鑑定人の証人尋問と反対尋問（押田）によって大きく批判されました。つまり「添付されている写真は、同じ絆創膏《ばんそうこう》で写真を撮った。そして病理学者である娘が同じ絆創膏を貼った」というように主張したのですが、写真を詳細に見なくとも、一部見ただけで明らかにこの絆創膏に線が描いてあって（メジャーではないのが一つの大きな問題ですけれども）、余白の部分を見ると、明らかに同じ絆創膏ではないことが、一目瞭然に分かるのです。

これらのことについては、非公開の証人尋問で、私は厳しくそれを指摘しました。

そして、この八四ページの鑑定書には、なんと、私に対する厳しい評価が執拗に書かれていたのです。たとえば「押田見解が法医学的に見て、きわめて非常識であるという点について、明らかにしておくことにした」「押田鑑定には致命的と言っても過言ではない問題点が存在している」「妄想とでも言うべき偏狭的な固定観念のもとに」とか、「同人は鑑識眼の貧しさを心から反省すべきである」とありました。

この最後の部分については、平成二十三年一月二十日の裁判で謝罪をしたと記録されていますが、「法医学者としては、破廉恥《はれんち》といっても過言ではない無責任な行為」とも別に記載されていました。

さらに、平成二十三年一月三日付で一六ページの追加鑑定書が出されています。そこでは私のことを「良心のかけらもない不道徳漢の仕業」「法医学者としては軽挙妄動的な行為である」としていました。

そして証言の中で、私が主張している創傷の詳細な検討について「創縁を接着させて慎重に測定する鑑定人は、日本法医学会では押田以外にはいません」と断言しました。

それに対して私は「東大では創と傷を区別する法医学者はいませんと言っておりますが、

私が東北大学で創と傷について教示を受けた村上教授は東大出身者で、ものすごく厳密に創と傷の区別を講義していましたし、実務でもそのように指導していました」と証言しました。

このように石山証言については、実際には事実と違うことを主張していたということが明らかになりましたので、事実とは違う意見が述べられていることが実証されたという感想を、私は持ちました。

再審開始決定の判決内容

このような経過を経て、平成二十三年（二〇一一）十一月三十日、名古屋高裁金沢支部の伊藤新一郎《いとうしんいちろう》裁判長は、再審開始決定を出しました。

その要旨としては「被害者の損傷」については、「確定判決は、被害者の刺傷は、被害者宅にあった包丁二本によって生じたと認定しました。しかし、請求人の前川彰司氏は、損傷のうち二ヵ所は傷口が小さく、これらの包丁では生じ得ず、犯人は別の刃物を用意して犯行に用い、その刃物だけを回収した」とし、確定判決の認定した「心神耗弱者による激情型の犯行態様とは相いれない」と指摘しました。

「法医学的には、刃物による傷口の長さは、使った刃物の刃幅と同じか、それより長くなるのが原則だ（押田鑑定）。二ヵ所の損傷が特殊な事情で、例外的に本件包丁の刃幅より短く計測されたとは、たやすく認められず、確定判決の判断には合理的な疑問がある」としました。

また「血液反応」に関しては「確定判決は、請求人が本件直後に乗ったとされる乗用車（スカイライン）の、ダッシュボードに血液が付着していたとする関係者の供述に依拠している。しかし、ダッシュボード下部から血痕が見つかり、ルミノール反応検査で反応が得られ、被害者の血液ではないことが確認されました。また、新証拠として押田が行なった実験によると、ダッシュボードに一度血液が付着すると、清掃後でもルミノール反応が得られることが確認された。よって、ダッシュボードに血液が付着していたことを前提とする確定判決の事実認定には合理的な疑いが生じている」としました。

「犯人像」に関しても、「鑑定書（押田）などの新証拠に基づき、犯人は（1）事件現場に指紋・足跡を残しておらず、冷静さと計画性を示す（2）第三の刃物を持ち込んで犯行におよび、この刃物だけを回収している可能性が高いことも、冷静な判断力を示す（3）血液飛散防止のため、炬燵カバーなどを被害者に被《かぶ》せてから刺すなどしており、高度の思考能力を一貫して維持していた」などと指摘しました。

そして「新証拠が指摘する通り、本件事件の犯行態様は、確定判決が認定する心神耗弱状態の者による行為ではなく、合理的で、高度の思考能力を備えた犯人により実行されたと考えなければ、説明のつかない点が多々認められる」としました。

さらに「新旧証拠を総合判断」し、「被害者の刺創は、被害者宅にあった包丁だけでできた」あるいは「請求人に血が付いていたとする関係者らの供述は信用できる」さらに「犯行態様から推定される犯人像と請求人が符合する」とした確定判決の認定に強い疑いが生ずるにいたった。そこで、新旧証拠をすべて総合して確定判決の認定を検討し、その結果として確定判決で有罪認定の根拠とされた関係各者の供述の信用性に疑問を抱かせるのに、十分な事実と言える」として再審開始決定を出したのです。

この再審開始決定を受けて、ＮＨＫの『クローズアップ現代』は、平成二十三年十一月三十日に詳細にこの事件を取り上げました。私は取材を受け「凶器が損傷と矛盾しないかと聞かれれば、それは明らかに矛盾していますよ」とコメントしたのです。

再審開始決定の取り消し

その後、名古屋高検金沢支部検察官が異議を申立て、名古屋高裁の異議審で本件が審理されていましたが、検察官は新しい証拠として見るべきものは何も出せませんでした。補充書としては、損傷の長さや深さの計測にともなう人為的な誤差を考慮していないなどと指摘し、被害者の損傷は現場に残された二本の包丁によるもので矛盾しないと反論していました。しかしながら、それに関する証人は、一人も出せないことが決定的でした。

弁護側が主張した証人の供述の変遷について検察官は「知人を捜査に巻き込みたくないとのジレンマを抱える中で、当初は虚偽を織り交ぜるなどしたが、徐々に全容を供述するにいたった」と説明し、「変遷はあるとされるものの、理由は認められ、信用性は揺らいでいない」としました。

現場に前川氏を特定する指紋などが残されていないことについて検察官は、手あかが付着し指紋が付きにくくなっていた被害者宅の玄関ドアノブなどを挙げ、指紋がなくても不自然ではないなどと主張しました。

平成二十五年（二〇一三）三月六日、名古屋高等裁判所刑事第一部の志田洋《しだひろし》裁判長（鈴木芳胤・今井理裁判官）は、この再審開始決定に対する検察側の異議を認め、「確定判決の事実認定に合理的な疑いを差し挟む余地はない」として再審開始決定を取り消しました。その後、特別抗告して最高裁で事件は係属しています。

再審開始決定後に開始決定を覆しうるような証拠を何ら提出されず、また、法医学者に対する新たな証人尋問を行なっていないにもかかわらず、このような決定にいたったことについては、私は非常に大きな問題があると痛感しています。

飯塚事件

死刑が執行された事件の再審請求

自白はなかった

平成四年（一九九二）二月二十日、福岡県飯塚市で登校中の小学校一年生の二女児が行方不明となり、翌日、隣接する市の峠付近で遺体が発見され、数キロ離れた地点で遺留品が発見されました。

司法解剖の結果、死因はいずれも手による頸部《けいぶ》の圧迫で、暴行された痕跡《こんせき》があったということです。事件当日、遺留品発見現場付近に、紺色《こんいろ》のワンボックスカーが止まっていたということでしたが、捜査は難航しました。

事件から二年七ヵ月経過した、平成六年（一九九四）九月に、久間三千年《くまみちとし》氏（当時五四歳）が逮捕されました。六七日間におよぶ取り調べでも自白はありませんでした。久間被告は市役所に勤続二〇年で町内会長を務めたこともありました。

基礎知識を持っていた弁護団

この事件では、大きく三つのＤＮＡ型検査が施行されています。

①まず、科学警察研究所の検査（一九九二年六月十五日付鑑定書）で、被害者両名の遺体そばの木の枝に付着していた血痕様のものなどのＭＣＴ１１８型（１２３ラダーマーカー使用）検査で、被害者両名と異なる16―26型（後に18―30型）が検出され、ＨＬＡＤ―Ｑα法では１・３―３型が検出されました。久間被告の毛髪も同様に検査したところ、ＭＣＴ１１８型とＨＬＡ―ＤＱα法の結果が同じでありました。

②ところがこの鑑定結果が出た後に、福岡県警は被害者両名の膣《ちつ》内容物などのＤＮＡ型検査を、帝京大学石山教授に依頼しました。石山教授はミトコン

飯塚事件略年表

平成４年（1992）	２月 20 日	福岡県飯塚市で小学１年女児２人が行方不明
	21 日	国道沿いの山中で２女児の遺体発見
	９月 25 日	福岡県警が久間氏（当時　歳）を任意聴取
	29 日	捜査員２人を斬りつけた傷害容疑で久間氏を逮捕
	10 月 10 日	罰金刑で釈放
平成６年（1994）	９月 23 日	死体遺棄容疑で逮捕（10 月 14 日起訴）
	10 月 14 日	殺人容疑で逮捕（11 月５日起訴）
平成 11 年（1999）	９月 29 日	福岡地裁　死刑判決
平成 12 年（2000）	12 月３日	押田鑑定→押田鑑定人尋問
平成 13 年（2001）	10 月 10 日	福岡高裁　控訴棄却
平成 18 年（2006）	９月８日	最高裁　上告棄却（死刑が確定）
平成 20 年（2008）	10 月 28 日	死刑執行（森法相）
平成 21 年（2009）	10 月 28 日	死後再審請求
平成 24 年（2012）	３月 31 日	福岡地裁再審請求棄却決定
	４月３日	福岡高裁に即時抗告

ドリア法およびHLADQB法によるDNA型検査を行ないましたが、久間被告と同じ型が出なかったのです（一九九四年一月十二日付鑑定書。このため久間被告の逮捕は見送られました）。

③福岡県警は、久間被告使用車両のシートの血痕のDNA型検査を、筑波大学に委嘱しました。筑波大学はSTR法で鑑定しましたが、鑑定不能との回答がありました。

このような結果であり、足利事件に次いで、この「飯塚事件」でもMCT118型（同様に123ラダーマーカー使用）が大きな問題となり、不思議なことに足利事件の菅家氏と久間被告のMCT118型が、同じ16―26型（後に18―30型）でした。

この事件を担当した弁護団の一部の弁護士は、大分みどり荘短大生殺人事件を担当した方々でしたので、DNA型鑑定に関する基礎知識を持っていました。

一審の福岡地方裁判所は、平成十一（一九九九）年九月二十九日に、死刑の判決を下しました。久間被告は逮捕以来無実を訴え、自白は得られておりませんでした。

福岡高裁で証人尋問

控訴審では、重大な証拠とされているDNA型鑑定と血液型鑑定が問題となりました。

そこで平成十二年（二〇〇〇）十二月三日、私が福岡高裁に証人尋問で出廷し、ＤＮＡ型鑑定とＡＢＯ式血液型鑑定などについて証言しました。

そのポイントは二点ありました。

①ＤＮＡ型鑑定

この当時施行されていました科学警察研究所のＤＮＡ型鑑定は、１２３ラダーマーカーを使用したＭＣＴ１１８型であり、足利事件と同じ16―26型（後に18―30型）でした。

足利事件の経過で述べましたように、平成四年（一九九二）六月当時のＤＮＡ型鑑定は黎明期であり、足利事件と同じようにＤＮＡ型再鑑定の必要性が高かったのです。しかし、鑑定試料が微量であり、数度の鑑定のため試料が残っていませんでした。

足利事件の審理が進行していましたので、鑑定当時の１２３ラダーマーカーで判定したＭＣＴ１１８型の、鑑定の不十分さが指摘されました。そうしますと、「16―26型は、その後の検討により18―30型だけではなく、18―29・30・31型もあり得ます」と、論文に書いていないことまで、主張していました。

このような、その場しのぎの主張は科学的に認められませんし、もしそのようなデータがあるなら、学会に提出して批判を仰ぐ必要があります。その後にもこのようなデータは、日本DNA多型学会にも一切提出されておりません。

②ABO式血液型

平成四年（一九九二）六月当時の、ABO式血液型鑑定が問題となるとは予想外の展開でした。

坂《さか》井《い》活《いく》子《こ》鑑定書によれば、検査結果とその考察に次のように記載されていました。

表2　資料の解離試験によるABO式血液型検査成績

資料名	抗A血清 A型血球	抗B血清 B型血球	抗Hレクチン O型血球	型判定
資料（1）の人血痕	+	++	±	B+A型またはB+AB型

5　考察

資料（1）木の枝に付着の血痕様のものは、血痕予備検査及び人血検査により人血痕であった。また、精液、唾液、膣液検査により、精液及び唾液は混合しておらず、わずかに膣液が混入していた。この血痕の全体の血液型を検出した場合及びクロロホルム―メタノール法で血痕のみの血液型を検出した場合、この血痕はいずれも比較的多くのB型物質とやや少量のA型物質を含んでおり、このＡＢＯ式血液型は恐らくB型とA型の混合もしくはB型とＡB型の混合であろうと考えられた。………

6　鑑定結果

資料（1）木の枝に付着の血痕様のものは、人血であり、この人血痕は恐らくＡＢＯ式血液型がB型で、………

ＡＢＯ式血液型がA型……である被害者Nに由来すると考えられる血痕とが混合しているると考えられる。

このように、鑑定結果と異なる考察により、結果を間違った方向に誘導してしまっています。この鑑定結果では、「被害者Nに由来すると考えられる血痕以外に、B型またはAB型が混合している」と鑑定しなければならないことは明白です。

このような杜撰《ずさん》な鑑定には、厳しい鑑定証人尋問が三回にわたって行なわれていました。

①平成七年（一九九五）九月一日、福岡地裁（第六回証人調書）

②平成七年十月三十日、福岡地裁（第七回証人調書。ＭＣＴ118型の研究は昭和六十三、

四年頃～平成元年にかけてと証言）
③平成七年十二月二十五日、福岡地裁（第九回証人調書）です。

科学警察研究所の坂井活子鑑定官は、その後『血痕は語る』（時事通信社）という著書を、平成十三年（二〇〇一）十一月に発刊しています。

坂井鑑定では、「現場の血痕は鑑定の結果、被害者などの血液型に合致しないB型」で、「MCT118型は16―26型である」と鑑定しましたが、ここに大きな落とし穴があったのです。

この結果を受けて、警察では、ステーションワゴン（犯行時の福岡県内登録車両一六五台、犯行時の車両運転者一三〇名）のうち、ABO式血液型B型の二一名に絞り込み、MCT118型16―26型は久間被告一人しかいないとされたのです。しかし、よく結果を検討すると、16―25や17―24、16―24、14―26型の人も含まれていたのです。

もっとも大きな問題点は、犯行時の車両運転者一三〇名のうち、ABO式血液型AB型の一五名について、MCT118型の検査や捜査が施行されていないのです。

警察の地道な捜査活動に関して、身近に接している法医学鑑定人としては、信じられない杜撰な捜査でありました。警察捜査では犯人追及だけではなく、多くの時間を犯人ではないことの除外捜査にも費やしているのです。

つまり、B型で16―26型ということで、犯人と久間被告が一致という先入観に陥《おちい》り、AB型で16―26型あるいは類似した型の人はいないのかという、慎重な対応のかけらも残されていません。

それまでの裁判で「16―26型は、その後の検討により18―30型だけではなく、18―29・30・31型もあり得ます」と主張していたので、とても信じられませんでした。

このようなことを午前・午後にわたって数時間証言したのです。

しかし、平成十三年十月十日に、福岡高裁で「死刑もやむを得ない」と控訴を棄却しました。その後上告していましたが、平成十八年（二〇〇六）九月八日に、最高裁判所で上告が棄却され、死刑が確定しました。

死刑執行後に再審請求

そして、足利事件では平成二十年（二〇〇八）十月頃から、「DNA型再鑑定の方向へ」という報道がなされていましたが、この飯塚事件では平成二十年（二〇〇八）十月二十八日に、福岡拘置所で死刑が執行されてしまいました。

事件から一六年半、久間死刑囚は享年七〇でした。この年九月に発足した飯塚出身の麻生《あそう》太郎《たろう》氏が組織した内閣の、森英介《もりえいすけ》法務大臣が死刑執行の文書に署名したのです。

弁護士によりますと、執行時、死刑判決順位は一〇〇人中六一番目で、再審を準備中であったということで、異例に早い死刑執行でありました。足利事件のDNA型再鑑定の動きを弁護士が久間死刑囚に伝えて、まもなく再審開始という打ち合わせ中だったのです。

平成二十一年（二〇〇九）十月に、元死刑囚の遺族が福岡地方裁判所に再審請求を行ないました。足利事件と異なり、死刑執行ということで、限られた試料しか残されていない中での再審請求裁判ですので、「元死刑囚の妻子のDNA型鑑定を実施するなどして、当時の鑑定の誤りを立証したい」としており、今後の展開が注目され、「東の足利事件、西の飯塚事件」から目が離せない状況が続いていました。

死後再審開始なるか

その後、福岡地方裁判所で証拠採用されていたDNA型の鑑定結果を撮影した写真のネガが弁護団の請求によって科学警察研究所から取り寄せられました。ネガの鑑定を専門家に依頼していたところ、平成二十四年（二〇一二）十月に弁護団が記者会見を開き、第三者のD

ＤＮＡ型が確認された、ネガが改竄《かいざん》された可能性があると主張しました。

また、弁護団は当時のＤＮＡ型鑑定の経過を検証するため、実験ノートや写真などを開示するように求めましたが、検察側は「存在しない」「当時の技官が廃棄したものとみられる」と回答しました。

平成二十六年（二〇一四）三月二十七日、袴田事件の再審開始決定が出されたので、飯塚事件の再審開始も期待されました。しかし、三月三十一日に福岡地方裁判所（平塚浩司《ひらつかこうじ》裁判長）によって再審請求棄却の決定がなされました。

同決定によりますと、現場の血液のＤＮＡ型が久間元死刑囚の型と一致するとした事件当時の鑑定について、現代の技術で解釈すると、犯人と久間元死刑囚のＤＮＡ型が異なる可能性があり、「直ちに有罪認定の根拠とすることはできない」と指摘しつつ、「再鑑定がなされておらず、一致しないことが明らかになったわけではなく、一致する可能性もある」とも指摘し、新旧証拠を総合評価し、仮にＤＮＡ型鑑定を証拠から除いたとしても他の五つの状況証拠から、有罪が揺るがないと判断しました。

平成二十六年四月三日、福岡地方裁判所の棄却決定に対して福岡高等裁判所に即時抗告がなされています。

姫路郵便局強盗事件

ナイジェリア人のDNA型鑑定

二人の黒人男性が郵便局強盗

平成十三年（二〇〇一）六月十九日午後三時一〇分頃、兵庫県姫路《ひめじ》市の花田郵便局に、目出し帽を被《かぶ》った黒人二人組が、入り口付近にいたアルバイトの男性警備員（七一歳）に拳銃のようなものを突き付けながら押し入りました。

二人組はいずれも一七五～一八〇センチで、一人は黒か紺色の雨合羽《あまがっぱ》上下に緑色の目出し帽を着用し、もう一人はエンジ色の雨合羽上下を着ていました。

郵便局内に客はおらず、警備員のほか二人の女性職員がいましたが、男の一人がカウンターを乗り越え、無施錠の金庫内にあった現金二二七五万円を奪って、郵便局の横に止めてあった乗用車で逃走しました。

兵庫県警捜査一課と姫路署は緊急配備をして、犯人の行方を追っていたところ、約一時間後に現場から約一キロ離れた倉庫内で逃走車両に似た車を発見しました。そして郵便局近くの工場で働いているナイジェリア国籍の男性Ｊ氏（当時二五歳）を強盗の疑いで逮捕しました。

この倉庫はＪ氏が駐車場として借りていたもので、倉庫内から奪われた現金や犯行時に着用していたと思われる雨合羽などを押収しましたが、拳銃のような物は見つかっていません。

二十一日の夕方に、犯行後に行方をくらませていたＤ・Ｏ容疑者（当時二三歳）は通訳に相談し、その後弁護士に付き添われて姫路署に出頭したのです。

Ｄ・Ｏ容疑者は「自分がやった」と供述し、姫路署は強盗の疑いで逮捕しました。Ｄ・Ｏ容疑者もナイジェリア国籍で、Ｊ容疑者と同じ工場の従業員で寮も同じでした。

Ｊ容疑者は一貫して犯行を否定し、実行犯として逮捕されたＤ・Ｏ容疑者も「別の共犯者がいる」「真犯人はＯ」と供述しましたが、平成十六年（二〇〇四）一月に神戸地裁姫路支部は、Ｊ容疑者に懲役六年の実刑判決を言い渡しました。

姫路郵便局強盗事件略年表

平成 13 年（2001）	6 月 19 日	事件の発生（午後 3 時 10 分頃） 車の所有者のナイジェリア人男性逮捕
	6 月 21 日	主犯格の男性出頭
平成 16 年（2004）	1 月	神戸地裁姫路支部　懲役 6 年
平成 18 年（2006）	4 月	最高裁上告棄却，懲役 6 年確定
平成 21 年（2009）	1 月 17 日	出所・強制退去令書が届く
	3 月 2 日	神戸地裁姫路支部に再審請求
	10 月 11 日	押田鑑定書を弁護士に提出
	10 月 13 日	弁護団が押田鑑定書を神戸地裁姫路支部に提出
平成 23 年（2011）	3 月 31 日	再審請求棄却

平成十八年（二〇〇六）四月、最高裁はJ容疑者の上告を棄却したので判決が確定し、J容疑者は服役を終えて平成二十一年（二〇〇九）一月に出所しました。D・O実行犯も刑期を終え、ナイジェリアに強制送還されています。

再審請求をする

J氏が刑期を終えて約八年ぶりに、結婚していた日本人の妻と子供の元に帰ると、強制退去命令が届きました。そのためJ氏は退去命令を争う訴訟を行なうとともに、平成二十四年（二〇一二）三月二日に、神戸地裁姫路支部に再審請求をしました。

本件において、犯人を特定する指紋や毛髪および体液等の証拠物や、これらについてのDNA型鑑定等の鑑定を実施した結果を記載した鑑定書等の客観的証拠が多数存在するはずですが、J氏が有罪とされた裁判手続きでは、まったく提出されていなかったのです。さらに実行犯であることを認めたD・O容疑者も、一貫してJ氏の事件関与を否定していたのですが、検察はJ氏を実行犯の一人と認定していたのです。

検察側が九月に提出した意見書では「緑色の目出し帽は主犯が使用し、別な青色の目出し帽をJ氏が使用したのである」と主張していました。

私は、弁護団から犯人が現場に残していったとされる目出し帽と、J氏が使用していたとされ倉庫から見つかった、犯人が使ったものとされる目出し帽の鑑定を依頼されました。DNA型鑑定の結果は、どちらからもJ氏のDNA型は検出されず、別の二人分のDNA型が発見されました。私はこの鑑定書を平成二十四年十月十一日に弁護士に提出しました。平成二十四年十月三十日、弁護団は「J氏が犯人ではないことを証明する明白な証拠」として、犯人の物とされる目出し帽などのDNA型鑑定結果を新証拠として神戸地裁姫路支部に提出しました。

また弁護団は、兵庫県警科学捜査研究所による、目出し帽に付着していた毛髪の鑑定書を接写した写真を提出しました。

J氏は再審請求前に、地検姫路支部で犯人が着用していたとされる目出し帽を閲覧しましたが、「勤務先で見たことはあるが、自分の物ではない」としていました。弁護団は、目出し帽の口が触れる部分に切り取られたような跡があると指摘しました。さらに犯人の唾液成分などの鑑定に、捜査段階で切り取った可能性があるのに、公判ではDNA型鑑定の結果などを示す証拠資料は提出されなかったとして、検察側に疑問への回答と証拠書類の提出を求めるとしました。

J氏がナイジェリアに強制送還されるかどうかの裁判が進行し、一審で強制送還の決定が出たため、J氏は大阪高裁に控訴しました。最終段階で裁判所に提出された今回のDNA型鑑定によって大阪高裁も結審を見送り、再審の結果が出るまでの猶予期間が得られたのです。

『ザ・スクープ　スペシャル』での報道

テレビ朝日では、この事件を七年前から取材をしていたということで、私の鑑定書を決定的な証拠として、九〇分間の番組を企画しました。

そこで、この番組のキャスターは鳥越《とりごえ》俊《しゅん》太郎《たろう》氏ですが、私が名誉教授として日本大学法学部で「法医学」の講義している様子や、DNA型鑑定を行なった世田谷区にある鑑定科学技術センターにも取材に見え撮影が行なわれました。

鑑定科学技術センターに『ザ・スクープ』の鳥越俊太郎さんが訪ねてきた時には、白衣と帽子やマスクを着用してもらい、測定機器のところでインタビューを受けました。

これらが平成二十四年（二〇一二）十一月四日に、テレビ朝日の報道番組『ザ・スクープスペシャル』の「真相～DNA、一致せず～」の、九〇分番組として詳細に放映されました。

その映像では、D・O実行犯が国外追放される前にも、供述書に記された人はJ氏と別人だと主張しています。そしてJ氏の所属するサッカークラブの監督は、D・O実行犯が言う人物が存在するとしています。

また、J氏はD・O実行犯が述べている人物に車を貸したことがあり、その時にスピード違反でカメラに撮影されていました。事件当時のJ氏はドレッドヘアーで、カメラに撮られた人物は短髪でした。検察は見た目が違うが同一人物と主張しましたが、弁護側は裁判写真に手を加えて髪を伸ばしたようにしたのではないかと疑い、鑑定士が確認すると、写真には後から色を付けたという結果がでました。

D・O実行犯が言う共犯者が逃げていることを調べ、鑑定士はその男と思われる写真とスピード違反の男は、ほとんど近似しているとし、J氏ではないとしました。サッカークラブの監督や関係者は、練習にきた男と一緒だとしました。

このスピード違反の男は、真犯人の可能性があるにもかかわらず、警察が公開した男の顔の部分は隠された状態だったのです。鳥越氏は「やましいことがないならば、隠す必要はない」とコメントしています。

犯行現場の郵便局には防犯カメラが設置されており、警察はこのビデオを回収しています。そして、このビデオも放映されましたが、犯人の顔が見えそうになった瞬間に、映像が砂嵐状になりましたが、検察はもともとのビデオに砂嵐が入っており、見えなかったと言っています。テレビ局が調べると二秒間のタイムラグがあったとのことです。

血液型鑑定ではJ氏はB型でしたが、再鑑定するとAB型でした。これについて元鑑識課員は、身柄が確保されている鑑定は血液で行なうのが通常だが、なぜ唾液で行なったのか不思議だとしています。

そして犯人は郵便局のカウンターを乗り越えていますが、J氏は足を怪我して膝《ひざ》を動かせない状態で、医師は走れる状態ではないとしており、犯人の靴のサイズとJ氏の靴のサイズも一致していません。

検察が開示していない証拠に目出し帽があり、担当の検察官はDNA型などの科学的試料は存在しないとしましたが、弁護士は目出し帽の口が触れる部分に切り取られたような跡があるとしていました。

J氏は警察からさまざまな証拠を受け取り、私に鑑定を依頼しました。またJ氏は国外退去命令の裁判も抱えており、この裁判に敗れると本人がいなくなり、再審裁判が止まってしまう状態でした。

しかし予想外の展開になり、J氏に検察の不正をチェックする機関の監察指導部から、手紙が届いたのです。そして証拠品の還付リストに目出し帽は入っていなかったというのです。これについて検察事務官はＪ氏に不利な証拠ではないので提出を求めないとしています。その後、最高検監察指導部の検事が弁護士事務所を訪れ、証拠品還付により検察事務官を国家公務員法違反としての逮捕を示唆しましたが、Ｊ氏は正義の仕事をした検察事務官の処罰は良くないと語っています。

弁護団は証拠改竄の証拠を提出し、最高検へ調査を要請しました。最高検の検事は、これを持ち帰り検討するとしましたが、再審に影響するとして明確な返事は控えています。

大阪高裁ではＪ氏の国外退去裁判の結審を見送るとし、Ｊ氏は無罪を勝ち取るまで頑張ると語っています。

そして鳥越氏は、Ｊ氏のＤＮＡ型が検出されていないことを、検察はしっかりと考えてほしいと述べ、番組を締めくくりました。

この番組は平成二十四年度文化芸術祭参加作品として、ギャラクシー賞奨励賞を受賞しています。この番組については、現在でも「toracyan53.biog60.fc2.com／blog-entry-3177.htmi」によってビデオを見ることができます。

この姫路郵便局強盗事件は、再審開始が期待されていたのですが、残念ながら平成二十六年（二〇一四）三月三十一日に、神戸地裁姫路支部（溝国禎久《みぞくによしひさ》裁判長）は再審開始請求を棄却しました。その後、大阪高裁に即時抗告されています。

刑事裁判における証拠の取り扱い、ことに被告人にとって有利な証拠の裁判への提出、証拠改竄《かいざん》が疑われる場合の対応、裁判確定後における証拠物件の取り扱い、警察以外の科学鑑定機関による鑑定の有用性などが、現在では大きな関心を集めています。今後この再審請求の裁判は、全国から注目されています。

第三章

注目されるワイセツ事件

電車内ワイセツ事件

審理の問題点

団体職員が痴漢？

平成二十四年（二〇一二）五月に、ＪＲ湘南《しょうなん》新宿ラインの車内で、千葉県野田市の団体職員Ｏ氏（当時三六歳）が、女子高校生の身体を繰り返し触ったなどとして、逮捕・起訴され「強制わいせつ罪」などで争われました。

被告人のズボンの股間から被害者のＤＮＡ型が

五月の連休後の一週間のうちに、五回も女子高校生の下着の中に手を入れたという事件に関して、私は弁護側からＤＮＡ型鑑定を依頼されました。

担当弁護士によると「被害者とされる高校一年生の女子の方が、逆に被告人の股間部分を約一〇分間にわたってまさぐった」というのです。

そこで、まず予備試験として、勤務中に私自身のみが使用している制服のズボンについて

ＤＮＡ型の検査をしたところ、当然ですが私のＤＮＡ型のみが検出されました。そこで、犯行があったとする当日に被告人が着用し、保存してあったズボンの股間部から、セロテープで慎重に試料を採取しました。そのＤＮＡ型を検査したところ、複数のＤＮＡ型が検出されたのです。

被告人本人のＤＮＡ型を鑑定したいのですが、被告人は警察署に勾留《こうりゅう》されていましたので、足利事件でやったように本人に毛髪を抜いてもらい、ビニール袋に入れて弁護士宛に送ってもらったのです。

この毛髪のＤＮＡ型を検査したところ、ズボンから検出された型と被告人の毛髪と同じ型はありましたが、ズボンには被告人以外の、明らかに別人のＤＮＡ型も検出されていたのです。

私は、これらの鑑定書を弁護士に手渡すことになっていました。私が作成した鑑定書を弁護士が受け取りにきた時に、当日の午前中に開示された被害者と被告人のＤＮＡ型の表を写真撮影したものを持参してきたのです。

その写真を見せてもらったところ、私は衝撃を受けました。被告人のＤＮＡ型は、私の鑑定結果と一致していましたが、誰のものか判明しないとしていたＤＮＡ型が、被害者である女子高生のＤＮＡ型と一致していたのです。つまり、被害者の証言とは異なって、被告人の言い分が証明されたことになったのです。

平成二十四年十一月十六日に開催された公開の公判で、私は以上の結果を鑑定証人として証言しました。そして第三者が再鑑定する場合に備えて、ズボンの該当部の中央にはセロテープを貼ったままにして残していることも証言しました。

本件で被告人は犯行を認めなかったため、五ヵ月以上にわたって身柄を勾留されていましたが、事件関係者の証言後に、やっと釈放されました。

平成二十五年（二〇一三）三月十二日に、テレビ朝日『モーニングバード！』でこの事件を取り上げ「ＤＮＡ鑑定が暴いた!?　痴漢事件〝驚きの真相は？〟」とし、冤罪事件ではないかと大きく報道しました。

第一審は被告人の言い分を否定

被告人は裁判で「女子高生が自分のズボンを触ってきた」などと、一貫して無罪を主張しましたが、平成二十五年四月十八日の第一審の判決では、有罪とされました。

さいたま地裁は「被告人の供述は、到底信用できない」とした上で、「執拗《しつよう》かつ卑劣な犯行であるにもかかわらず、被告人は被害者を誹謗《ひぼう》する内容を含む、不合理な弁解に終始している」として、懲役二年の実刑判決を言い渡しました。弁護側は控訴しました。

第一審裁判長の片山隆夫《かたやまたかお》氏は、第一には平成二十四年五月十八日の午前七時四二分から七時五八分に、下着の中に手指を入れた。第二には平成二十四年五月十九日の午前七時二九分から七時三七分に、スカートの上から臀部を触ったとしました。

裁判長は「被告人が当日着用していたズボンから採取した鑑定資料から検出されたDNA型について、STR型の15座位のうち14座位およびアメロゲニン型に被害者のDNA型と一致する型が含まれていた」ということは認めていました。

しかし、その理由として「被告人が被害者の陰部に挿入した手指で、自分のズボンの股間付近を触ることなどによっても、同様の結果となり得るから、申告人の公判供述を裏付けているとは言えない」とし、被害者が被告人の股間をまさぐったということは否定されたのです。

再現ビデオを作製

そこで、身長の高い被疑者が、身長の低い女子高生のスカートの下から手を入れて、手を股間部まで持っていくということが、満員電車の中で一週間に五回もできるのだろうかということに疑問がありましたので、東京高裁へ「再現ビデオ」を提出することになりました。

そして作製した「再現ビデオ」を、平成二十五年九月三十日に高等裁判所に提出しました。しかし同年十一月六日に、東京高等裁判所（三好幹夫《みよしみきお》裁判長）は控訴を棄却しました。さらに最高裁でも上告が棄却されました。

近年の痴漢事件では、無罪判決が続出しています。被害者の証言だけに頼らずに、どのような初期捜査や検査が重要であるのか、緊急にどこまで確実に検査すべきかという、大きな課題が残されていると痛感させられました。

そして、世の中には、常識では考えられない現象が発生していますが「人は嘘をつくことはあるが、モノは嘘をつかない」ということを再確認したのです。

温泉場ワイセツ事件

ＤＮＡ型鑑定の評価

風呂場でパンツを下ろした？

平成二十三年（二〇一一）八月十日に、群馬県の草津《くさつ》温泉で地方公務員が、父親と一緒に男性風呂に入りにきていた七歳の女児に対して、父親が風呂場にいる間に、脱衣場で女児のパンツを下ろしたとして逮捕、起訴され「強制わいせつ罪」として争われました。

第一審で、当初、検察官は、被害女児のパンツのＤＮＡ型鑑定の結果を提出していませんでした。弁護人の開示請求によって検察官がＤＮＡ型鑑定を開示したところ、被害女児のパンツからは女児のＤＮＡしか検出されておらず、被告人のＤＮＡはまったく検出されていませんでした。

弁護人は、このＤＮＡ型鑑定を証拠として提出し、被告人は被害女児のパンツを下ろしていないと主張しました。

しかし、平成二十五年（二〇一三）四月二日、第一審の前橋地方裁判所は、「被害者の証言によれば、被告人が被害者のパンツに手を触れたのはごく短時間であり、被告人が被害者の証言のとおりパンツを下ろしたとしても、検出可能な被告人のDNA型は付着しない可能性は十分にあると考えられる。被告人のDNA型の不検出をもって被告人の犯行が否定されるとは解されない」と判示し、被告人に対して懲役八月の実刑判決を言い渡しました。

これに対して被告人は東京高裁に控訴しました。控訴審において、新たに選任された野嶋《のじま》真人《まさと》弁護士が、私にDNA型関係の実験を依頼してきましたので、被害女児の証言に基づく再現実験を行ないました。

再現実験をしても……

最初は箱根温泉で、女児用のパンツをマネキンに穿《は》かせて、被告人がパンツを引き下ろす実験を行ない、パンツのDNA型鑑定を行ないました。三回の実験を行ないましたが、いずれもパンツからは被告人のDNAが検出されました。

次に草津温泉で、被告人の当日の行動も再現して、女児用のパンツをマネキンに穿かせて、被告人がパンツを引き下ろす実験を弁護士が行ない、パンツのDNA型鑑定を行ないました。この時も、パンツからは被告人のDNAが検出されました。

弁護人はこれらの実験に関する鑑定書（押田作成）を証拠として東京高裁に提出し、押田鑑定人の証人尋問を請求しました。

平成二十五年十一月二十二日午後一時三〇分より、東京高等裁判所第805号法廷に出頭する「証人召喚状」が東京高裁（大島隆明裁判長）から来ました。本件では珍しく「証拠開示等に関する勧告」として裁判長から、私の作成した鑑定書（弁9号証）について、具体的な「～のためか。それ以外の意味があるのか」「～で採取する方法にした理由」などという6項目について「証人が回答できるよう準備すること」という「勧告」がされました。

弁護士と慎重に打ち合わせを行ない、当日証言を行ないました。

特に、施行した実験の留意点・特徴的な結果、当時警察で使用していたDNA型検出装置の3130xLと最先端の3500xLの違い、検出されたDNA型ピークの解釈（212ページの資料提出後でしたので）、低いピークのノイズやスタッターバンドとの違いなどについて誤解のないように証言しました。

これに対して検察官は、

①被害女児は新陳代謝が激しい七歳の女児であるから、多量のDNAがパンツに付着している、

②被害女児と被告人のＤＮＡが混合している場合には、量が少ない被告人のＤＮＡは検出されないことはあり得る、と主張していました。

弁護人は、草津温泉で二回目の再現実験を行ない、草津温泉でマネキンに穿かせた女児用のパンツを被告人が引き下ろす実験を行なった後、そのパンツを被験者の女児に穿いてもらい、混合ＤＮＡの場合のＤＮＡ型鑑定を行ないました。この時も、被験者の女児のＤＮＡと被告人のＤＮＡが両方とも検出されました。

弁護人は、これらの実験に関する鑑定書を証拠として提出し、控訴審もこれを採用しました。しかし、平成二十六年（二〇一四）五月二日、控訴審の東京高等裁判所は、「二時間半程度はいていた被害女児のＤＮＡは多量に付着するのに対し、せいぜい数秒程度しか触れていなかった被告人のＤＮＡの量は相対的に少ない可能性の方が高いと考えられるから、型判定を行なう際の被告人のＤＮＡの量が検出限界を下回って検出できなくなる可能性がある」「被害状況の詳細については、被害女児の供述によって正確に認定することは不可能であり、これを再現することはできない」「被告人が被害女児の穿いていた本件パンツを下ろすために指を接触させていたとしたら、本件パンツから被告人のＤＮＡ型と同一の型のＤＮＡが高い確率で検出されるはずであると結論付けることはできない」と判示し、被告人の控訴を棄却し、第一審の有罪判決を維持しました。

これに対して被告人は上告し、事件は最高裁判所第二小法廷に係属しています。

弁護人は、さらに草津温泉で三回目の再現実験によりＤＮＡ型鑑定を行ないました。被験者女性のパンツに被験者女性のＤＮＡを多量に付着させた後に、草津温泉でマネキンに穿かせたパンツを被告人が引き下ろす実験を行なった後、そのパンツを被験者女性に穿いてもらい、被験者女性のＤＮＡがきわめて多量になるような混合ＤＮＡについてＤＮＡ型鑑定を行ないました。この時も、詳細に検討すると、被験者女性のＤＮＡと被告人のＤＮＡが両方とも検出されました。

この事件は、現在も上告審（最高裁）で審理が続いています。

ある痴漢事件の証拠の評価

埼玉県職員の痴漢容疑

公務員が痴漢？

平成二十二年（二〇一〇）一月二十日朝、ＪＲ東北線の電車内で高校二年の女子生徒（当時一七歳）のスカートに手を入れ、尻を触ったなどとして県職員の男性（三五歳）が逮捕され、埼玉県迷惑防止条例違反（痴漢）として起訴されました。

男性は逮捕時から一貫して「混んでいたので体を押したかもしれないが、痴漢はしていない」と容疑を否認していました。

逮捕の報道時に顔写真も掲載されており、公務員にあるまじき行為と思っていました。ある人の仲介で担当弁護士が相談にきましたので、資料を検討してビックリしました。

被害者の「下着」は豹柄《ひょうがら》でした。

私は女性の下着に詳しくはないので、学校の先生をしていた妹に、最近の女性の下着事情をいろいろと教えてもらいました。その結果、大学生では豹柄の下着を着用している人は少なく、多くは高校生だと知り、勝手な推量はいけないと実感しました。

無罪判決にホッとする

その豹柄の下着にシミが付いており、DNA型鑑定の結果、それは容疑者のDNAではなかったのです。また、容疑者の手から豹柄の下着の繊維は検出されていませんでした。

「女子生徒が手をつかんで取り押さえた」ということですが、容疑者が犯人だという客観的証拠はなかったのです。

男性弁護士に「豹柄の下着」はいつ穿き替えたのか、尋問したのかと訊《き》いたところ、「そんな恥ずかしいことは聴けません」と小さい声で恥ずかしそうにうつむくのです。

「そんなことで痴漢の弁護士が務まるのか！」「前日の夜に穿き替えたのか？　当日の朝に穿き替えたのか？　によって被害者の証言が信用できるかどうかの状況が変わるでしょう！」という私の剣幕に恐れをなし、縮こまってしまった弁護士。

「とにかく被害者の証言以外に客観的な証拠がないのに、起訴している理由があるのかどうか」を徹底的に追及するしかないということになりました。

平成二十二年六月二十四日、さいたま地裁（井口修《いぐちおさむ》裁判官）は「電車内は非常に混雑していたため、被害者が痴漢の犯人ではない人物の手をつかんだ可能性を否定できない」と指摘し、「犯人と認めるに足りる証拠はない」として無罪（求刑：罰金四〇万円）としました。

公務員は起訴されると休職になり、禁固刑以上の有罪確定により免職されます。公判中休職になっていましたので、どうなるのか心配していました。そうすると「忙しいので早く仕事をしなさい」と命令されて、元の職業を継続していると聞き、ホッとしたことを覚えています。

ワイセツ事件の特徴

ワイセツ行為が争われる事件では、犯人の手に繊維片が付着しているのか？　接触した着衣に犯人のＤＮＡが付着していて検出されたのか？　というような客観的な証拠が重要視されます。

足利事件や東電女性会社員殺人事件、袴田事件においては、被告人のＤＮＡ型とは異なる第三者のＤＮＡ型が検出されたことから、ＤＮＡ型鑑定を根拠に被告人の無実が明らかになりました（袴田事件は現在も係争中）。

しかし、ワイセツ事件では、ＤＮＡ型が検出されないにもかかわらず、被告人が被害物件に触れたことを認定できるのかという点が、大きな争点となります。

従来、マスコミや法曹関係者には、ＤＮＡ型鑑定が、犯人を特定するのに指紋以上に有用であると受け止められていましたが、ＤＮＡ型が検出されない場合に被告人が犯人であるといえるのかという新たな問題がすでに生じています。

また、ＤＮＡ型鑑定においては、メーカーの推奨値以上のＤＮＡ型が検出された場合の鑑定結果をもって有罪認定の根拠とされています。これは、確実に検出されたＤＮＡ型の人が犯人であると言うためです。すなわち、微量のＤＮＡ型の場合には、必ずしもＤＮＡ型が一致したとは言えないという扱いがなされておりました。

しかし、被告人が犯人ではないのではないかと疑われている場合にも、このルールを厳格に守るべきかについては法曹の間でも意見が分かれています。そのため専門家の検討の必要があります。

このためには、ＤＮＡ型鑑定の最終結果であるエレクトロフェログラムの基礎データであるコンピュータデータの再検討が重要となります。ところが､このコンピュータデータを（常習的に）消去している県警があります（本書187ページ参照）。

前例の群馬県警もその一例で、鑑定書を打ち出した後に、基礎となるコンピュータデータは消去していたのです。別に相談を受けていた電車内ワイセツ事件の場合にも、担当した群馬県警では同様にコンピュータデータは保存してありませんと回答していたのです。

科学的には、微量なＤＮＡ型であっても、その鑑定結果は、無実の人を処罰しないという観点から、被告人が犯人ではないのではないかという方向で受け止められるべきだという主張にも耳を傾ける必要があると思われます。

第四章 再審無罪に関する問題点

DNA型鑑定の歴史と大きな誤解

DNA型鑑定は、昭和六十年（一九八五）より急速に進歩し、刑事裁判に応用されるようになってきました。最初はDNA指紋法が応用されましたが、再現性などの問題で使用されなくなり、現在ではPCR（Polymerase Chain Reaction）増幅法を用いた、マルチプレックスSTR（一五種類）型鑑定が主流です。

この方法により、陳旧《ちんきゅう》（古くて長い期間経過したもの）・微量な試料でも犯罪を証明できますが、一方で、犯罪に関係がないという無実を高率に証明できる特徴をも有しています。

このようなDNA型鑑定の歴史の特徴と変遷を眺めてみましょう。

DNA型鑑定の誕生

遺伝子の本体がDNAであることが示されたのは一九四四年になってからです。

米国のワトソンと英国のクリック両博士によって、二重螺旋《らせん》で知られるDNAの立体構造、いわゆるジェームズ・ワトソンとフランシス・クリックのモデルが発表されたのは一九五三年でした。

両博士は一九六二年にノーベル賞を受賞し、この二重螺旋の発見から急速にＤＮＡの研究が進み、生物の分子的な仕組みや生体機能など、さまざまな分野でＤＮＡ研究が重ねられてきたのです。

昭和六十年がＤＮＡ型鑑定の夜明けでした。

英国レスター大学の遺伝学者であるアレック・ジェフリーズらが、制限酵素を使いＤＮＡを分解し、得られた断片の違いに個人差が出ることをつきとめ、一九八五年三月七日号の『Ｎａｔｕｒｅ』（英国を代表する総合科学雑誌）に論文を発表しました。

ジェフリーズが発見したＤＮＡフィンガープリント法は、一人の人を二〇～三〇本のバーコード状のバンドパターンとして表わしており、従来の血液型検査と比べると高い識別力と信頼性が注目されたのです。

また、同年十二月二十日号の『Ｓｃｉｅｎｃｅ』（米国を代表する総合科学雑誌）には、マリスおよびシータス社のグループがＤＮＡのＰＣＲ増幅法を発表しました。

ＤＮＡ型鑑定が初めて犯罪事件の捜査に使われたのは、一九八三～一九八六年イギリスで発生した連続婦女強姦殺人事件でした。三年間に二件の強姦殺人事件が、英国レセスターシアのナルボロウ村の付近で発生し、ある男が逮捕されました。

ジェフリーズがＤＮＡ型鑑定を依頼されましたが、現場に残された精液斑《はん》と容疑者の男の血液のＤＮＡ型は一致しなかったのです。

そこで警察は、付近の三つの村の住人のうち、一六歳から三四歳までの男性四九六人すべてに血液の提供を求め、血液型検査とＤＮＡ型鑑定を行なったところ、現場の精液斑と一致するものはなかったのです。ところが数ヵ月後に、被疑者の一人であったピッチフォークが、友人のケリーに頼んでケリーの血液を自分の血液と偽って提出していたことが判明し、両人が逮捕されました。

そして改めてピッチフォークから採血し、ＤＮＡ型鑑定を行なったところ、現場の精液斑と一致したのです。この結果によりピッチフォークを追及したところ、彼は犯行を自供しました。

鑑定結果として示された血液と精液のＤＮＡの出現頻度は七三八兆分の一でした。これはＤＮＡ型鑑定で解決された最初の事件で、その後ジェフリーズ博士はエリザベス女王からサー（Sir）の称号を授与されています。

DNA型鑑定の進歩

ABO式血液型は一九〇一年に発見され、その後多数の血液型も発見され、犯罪捜査・個人識別や親子鑑定に用いられていました。しかし、刑事事件で問題となる新鮮な血液以外の試料、たとえば血痕や唾液斑、精液斑、白骨などでは、ABO式血液型以外の血液型検査の応用は困難でした。

そこで、一九八〇年代後半には、従来のABO式血液型や血清型などに代わって、DNA型鑑定が徐々に法医学的鑑定（事件の物件鑑定や親子鑑定など）に応用されてきたのです。

（1）DNAフィンガープリント法のその後

初期に実用化されたDNAフィンガープリント法（指紋のように、個人を識別できるという意味でこのように呼ばれた）は、親子鑑定では威力を発揮しました。

しかし、安定した結果を出すには、熟練したテクニックが必要とされ、数千から数万塩基の壊れていないDNA断片が、やや多量に必要とされることから、法医学的にはその再現性や操作の複雑性のため、犯罪捜査における個人識別には向かないことが判明し、一九九〇年代には犯罪捜査に使用されなくなりました。

ＤＮＡフィンガープリント法が英国で最初に発見されましたので、その後英国連邦であるカナダやオーストラリアなどでは普及していましたが、その後このＤＮＡフィンガープリント法の、刑事裁判における証明力が問題視されてきたのです。

（２）ＰＣＲ（Polymerase Chain Reaction）法の開発

ＰＣＲ法は、わずか数時間の三〇回ほどの温度の上下で、数百万倍（理論的には数億倍）におよぶ特定のＤＮＡ領域を複製できることから、法医血清学に大いなる進歩をもたらしました。微量の生物試料からたくさんの遺伝子情報が得られること、陳旧な試料からも検査ができることなどから、これまでの通常の血清学的検査法では解決できなかった個人識別の難題にも光が見え始めたのです。

①ミニサテライト多型マーカー

ＰＣＲ法を使用したＤＮＡ型検査が、現在では主流となっています。

ＤＮＡ型検査といっても、実はたくさんの方法が実用化されています。

ＤＮＡ多型マーカーは、核ＤＮＡ多型とミトコンドリアＤＮＡ（mtＤＮＡ）多型の大きく二種類に分類されます。核DNAの中には、常染色体DNA多型と性染色体DNA多型があり、多型の構成の特徴によりさらに詳しく分類されています。

もっとも代表的なミニサテライト多型は、日本の警察がDNA型鑑定として最初に取り入れました。一番染色体に存在するミニサテライト「MCT118（D1S80）型」です。

警察庁科学警察研究所（科警研）が実際の事件で鑑定を行なったのが平成元年（一九八九）であり、平成二年（一九九〇）五月に発生

◆DNA多型の分類

	DNA多型の種類			検査方法	DNAマーカー
鎖長多型	縦列反復配列多型（遺伝子非翻訳領域）	ミニサテライト	マルチローカス（DNAフィンガープリント）	サザンブロット法	33.6 33.5 Myo
			シングルローカス（VNTR）	サザンブロット法	YNH24 CMM101
				PCR法	DIS80 ※ (MCT118)
			反復配列内塩基置換多型（デジタルDNA）	PCR-サザンブロット法	MS32
		マイクロサテライト（2-5bp反復配列）	常染色体STR多型	PCR法	TH01 ※ vWA F13A01 CSF1PO D5S818 D7S820 D13S317
			性染色体STR多型	PCR法	DYS393 DXS8378
配列多型	遺伝子内塩基置換多型（遺伝子翻訳領域）		点突然変異多型	サザンブロット法 キャピラリー電気泳動法	ABO HP SNPs
			多塩基置換多型	PCR-ドットブロット法	HLADQα ※ PM ※
	ミトコンドリアDNA多型		Dループ内塩基置換多型	PCR-ダイレクトシークエンス法	16024-191

※＝日本の警察庁で以前に採用

した足利事件（幼女殺人事件）に使用されたのも、この型鑑定でした。

MCT118（D1S80）型は、16塩基の繰り返し構造を有し、14から41まで、数多くの対立遺伝子を持つことから、法医鑑定上非常に有用な多型でした。一つの座位で二七通り以上の因子を持つ多型はそれまでなかったので、刑事裁判でも期待されました。

ところが、当初この多型を識別するための、標準アレリックラダーマーカーは市販されていなかったため、塩基サイズがまったく異なる123ベースラダーが使用されていました。このため正確に型判定ができていたかどうかが大きな問題となってきたのです。足利事件の鑑定の後に、ラダーマーカーが発売され、日本の刑事裁判で多用されるようになりました。

②STR（Short Tandem Repeat）多型

現在もっとも応用されているDNA多型解析法は、マルチプレックスSTR型であり、全体の長さが100塩基から400塩基程度と短く、PCRによる分析に適していることから急速に発展してきました。

最近ではSTRのマルチプレックス型の時代に入り、一回のPCR増幅で一五種類（たとえば、D8S1179、D21S11、D7S820、CSF1PO〔Human c-fms proto-oncogene for CSF-1 receptor gene〕、D３S１３５８、TH０１〔Human tyrosine hydroxylase gene〕、D13S３１７、D16S５３９、D２S１３３８、D19S４３３、vWF〔von Willebrand Factor〕、TPOX〔Human thyroid peroxidase gene〕、D18S５１、D５S８１８、FGA〔human alph fibrinogen gene〕のSTRローカスを解析し、コンピュータで自動的にタイピングすることができるソフトウェアが用いられています。足利事件の再鑑定に用いられたのもこの方法です。

さらに、常染色体のみではなく、父から男子にのみ伝わるY染色体上のSTRが多数見出され、強姦事件におけるDNA型鑑定や、男性同士の血縁関係の鑑定に

STR多型（15座位＋性別マーカー）

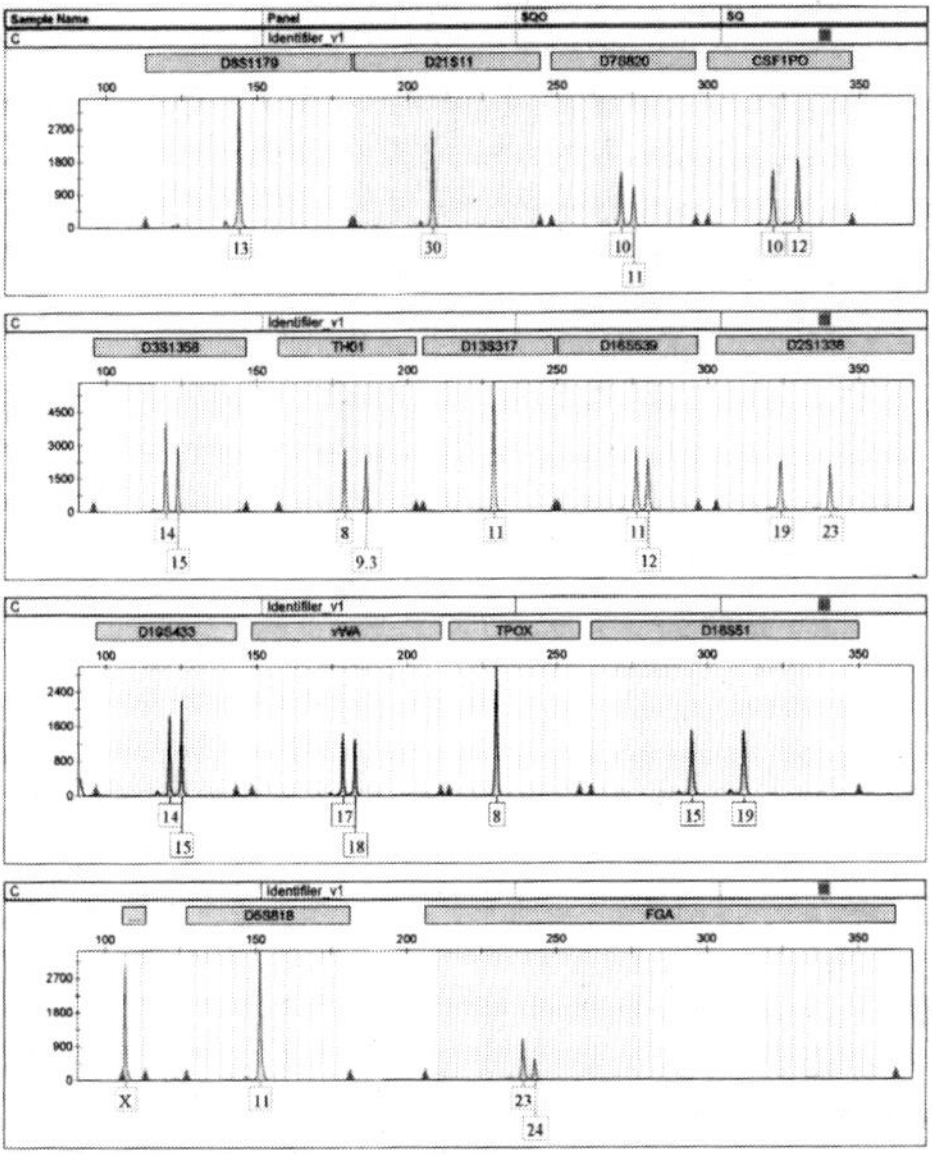

有用となっています。

③ミトコンドリアＤＮＡ（mtＤＮＡ）多型

一つのヒト細胞には、数百のミトコンドリアが存在し、それぞれに数個の環状ＤＮＡがあります（１６２５０塩基対）。mtＤＮＡは核ＤＮＡと異なり、母親から子どもへ伝わる母系遺伝を示し、核ＤＮＡよりコピー数が多く存在するため、劣化しているサンプルからでも型を検出できることが多いという特徴を持っています。

核ＤＮＡには細胞一つに父親からのものと母親からのものしか存在しません。一方、ミトコンドリアは細胞内に多数存在しますので、核ＤＮＡより遺伝子情報が長期間残存する可能性が高いのです。

そこで、核ＤＮＡを検査しても、結果が出にくいことが多い古代人のＤＮＡや高度劣化したサンプル、骨や歯、そして髪の毛などが唯一の生物学的サンプルである場合に、mtＤＮＡ多型を用いる可能性があります。

たとえば、「横田めぐみさん事件」では、めぐみさんの生死は判明していませんが、めぐみさんの子どもと言われている女性と、めぐみさんの母親（おばあちゃん）の血液を検査したところ、ミトコンドリアDNA型が一致したのです。

④医療のDNA診断と法医学的DNA型鑑定

医療面では病気と関連するDNA診断が注目されていますが、法医学的DNA型鑑定では生涯不変（病気になっても一生変化しないこと）の個人を識別できる特徴があり、遺伝的関係が証明されているDNA型が重要です。

つまり、法医学的な鑑定に使用しているDNAの部分は、病気になっても、年をとっても変わらない遺伝子の部位を検索しています。さらに、確実に再現できることが、特に刑事関係では重要な要素なのです。

また、殺人の時効は一五年から二五年に延長

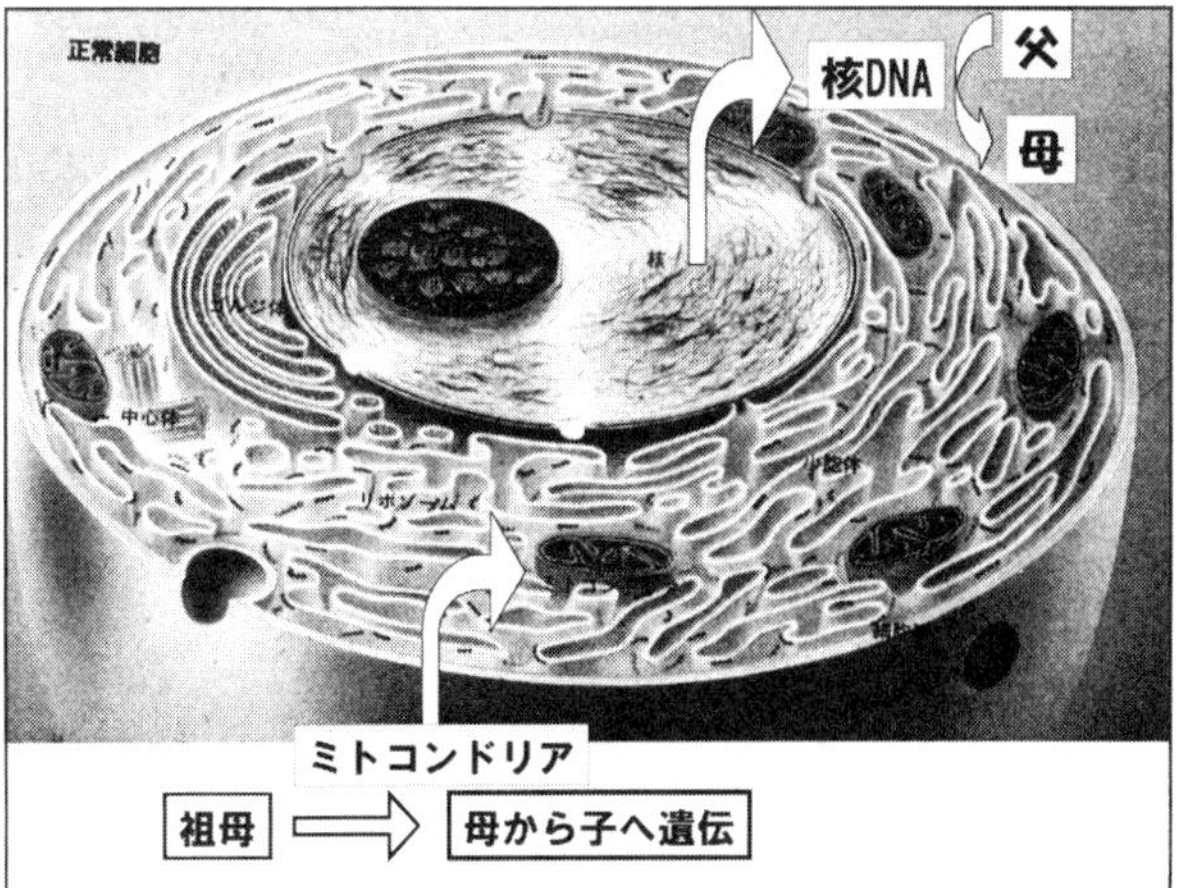

され、その後時効なしとされていますが、三〇年以上経過した古い血痕・精液斑などの微量な試料からも、確実に検査できることが求められています。

日本大学のDNA型鑑定「実習」

昭和六十年（一九八五）六月一日付で、私は日本大学医学部（法医学）の教授に発令され、その直後の八月十二日に、羽田発伊丹《いたみ》行きのジャンボジェット機（JAL）が行方不明となったのです。

結果的には群馬県御巣鷹山《おすたかやま》の尾根に激突し、五二四人の乗客・乗員のうち四名が救助され、五二〇名の死体が山中に散在するという大事故でした。

群馬県の現地に赴《おもむ》いて、多数の法医学・法歯学の専門家と協力して五二〇名中五一八名の身元確認ができたのです。この時に、指紋・歯科治療痕（歯型）・手術痕などの個人識別の特徴の重要性が認識されましたが、バラバラになった多数の足を完璧に鑑別することは困難でした。

私は東北大学時代には、血液型の研究はしないと心に決めていたのでしたが、このことが直接のキッカケで、DNA型の研究を何とか開始しようと考え出しました。

日本大学医学部法医学教室では、一九九〇年頃からＤＮＡ型鑑定の基礎的研究を開始し、当時警察で実用化されていました16塩基繰り返し構造のＭＣＴ１１８（Ｄ１Ｓ80）型に関する論文を少しずつ発表し始めました。その後、四年生の医学部法医学実習にこのＤＮＡ型判定法を導入したいと考えるようになり、ＤＮＡの抽出、ＰＣＲ増幅、電気泳動《えいどう》、型判定までの手順を改良し、大幅に時間を短縮する必要がありました。

それまでは、この全プロセスには数日かかっていましたので、方法の改良に取り組み、何とか一日で全操作を行なうことが可能となり、平成五年（一九九三）より各医学生の血液を採取し、この血液からＭＣＴ１１８（Ｄ１Ｓ80）型を、自分で判定するという実習が初めて取り入れられたのです。

この実習には医学生以外に主として東京弁護士会会員や司法修習生も参加するようになり、この体験者はすでに延《の》べ数百人にのぼり、ＤＮＡ型鑑定に対する理解を広げる一助となっています。

さらに、平成七年（一九九五）九月から年一回、日本弁護士連合会（日弁連）の有志の弁護士などに対しても、ＭＣＴ１１８（Ｄ１Ｓ80）型などのＤＮＡ型鑑定実習を行ない、鑑定原理、識別能力、識別精度などについての教育に協力してきました。

その結果の集大成として、『ＤＮＡ鑑定と刑事弁護』（現代人文社、一九九八年）という貴重な資料が、日本弁護士連合会人権擁護委員会の編集で発行されたのです。

しかし、最近のＤＮＡ型検査法は著しく進歩しており、当時の最先端とされたＤＮＡ型検査法と、現在使用されている一五種類のＳＴＲ型検査法ではまるで隔世の感があります。

そこで、絶版になっていた前書に代わるＤＮＡ型鑑定の本の必要性が高まってきましたので、足利事件の再審無罪（無実）の判決日を目標に新たに、『Ｑ＆Ａ見てわかるＤＮＡ型鑑定』（現代人文社）を出版することになりました。

これは『ＤＮＡ型鑑定の実際』というＤＶＤをつけた「ＤＶＤブック」の形としました。つまり、日本大学法医学教室で実際にＳＴＲ型の検査を、専門家と一緒に新人弁護士も経験する映像を入れて、最先端のＤＮＡ型検査の実際を理解してもらおうということになったのです。

科学の進歩と鑑定

現在わが国の刑事事件で用いられているＤＮＡ型鑑定は、人のＤＮＡの全部を対象とするものではありません。全体のＤＮＡのごく一部の多型性を示す部位に注目して行なう鑑定に過ぎません。

ところが、ＤＮＡ型鑑定が登場した当初、「究極の科学鑑定」と呼ばれ、「決め手」として取り扱われました。足利事件でもそのようなマスコミ報道がなされました。

やがてＤＮＡ型鑑定の問題点が明らかになるにつれ、その当時のＤＮＡ型鑑定は基本的には血液型鑑定の一種であり、証拠のひとつに過ぎず、他の証拠との整合性に留意する必要があることが裁判でも認められるようになり、ＤＮＡ型鑑定の限界が自覚されました。

しかし、その後の一五種のＳＴＲを用いたＤＮＡ型鑑定では、およそ一垓《がい》（10の20乗）人に数人のレベルまで鑑別できるようになり、一卵性の双生児でなければ、地球上に同じＤＮＡ型のヒトは見られないレベルにまで発展し、実用化されてきています。

このように機器精度の向上とともにＤＮＡ型鑑定の方法は急速に進歩しましたが、それに伴って新たな問題点も浮上してきたのです。

犯罪現場で採取される鑑定試料は、どれが直接犯罪に結びついているのかは、当初には分からない場合が多いのです。

一方、犯罪に直接関係しない資料が紛れ込んでいる可能性もあります。そこで、犯罪現場の試料の採取法、採取試料の範囲に関して、一層の専門的な検討が必要になっています。

判決の根拠となっているDNA型鑑定試料に対する多数の関係者の無神経な接触や室温での保管状況、鑑定手続きの不自然さ、客観的な鑑定結果（写真や電気泳動図）の不提出などが、現在裁判で争われています。

DNA型鑑定も含めて、鑑定の際には、次の四点を厳しく検討する必要があります。

①鑑定試料の採取・保管に問題はないか
②鑑定方法は適切であるか
③鑑定結果の考察が十分か
④再鑑定が保証されているか

科学が進歩すればするほど、鑑定人の誠実さと慎重さが一層求められ、科学者の良心が正に問われているのです。

このように、進歩したDNA型鑑定では、数十年以上経過した陳旧・微量な試料でも犯罪を証明できる一方で、犯罪に関係がないという無実をも高率に証明できる特徴を有しています。

最近米国では、イノセンス・プロジェクトによりDNA型鑑定を施行した一二五の誤判例が明らかとなり、なぜ無実の人が自白をしたかのレポートが注目を集めています。その後さらに二三二人（うち死刑囚一七人を含む）もの刑確定者が、新たなＤＮＡ型鑑定で冤罪であることが明らかになったという報告も出ています。

正式なＤＮＡ型鑑定さえ施行されずに、虚偽の「鑑定書」で有罪にされていたケースも紹介されており、日本でも疑問が生じたら、再鑑定が保証されるような法律の必要性が議論されてきています。

日本におけるDNA型鑑定の進歩と問題点

科学捜査研究所の「鑑定書」に共通する欠陥

日本の警察では、平成元年（一九八九）より、MCT118（DIS80）型によるDNA型鑑定が実用化されました。その後平成四年（一九九二）には「DNA型鑑定の運用に関する指針」を定め、原則として現場資料と比較対照するための被疑者の血液がある場合に実施することとし、MCT118（DIS80）型に加えてHLADQA1型も犯罪捜査に導入されました。

さらに平成八年（一九九八）にはTH01型およびPM型が導入されて、四種類となりました。

平成十五年（二〇〇三）には指針が改正され、比較対照資料がない場合であっても、現場資料のみのDNA型検査を実施できるとし、STR多型9座位の検査が始まりました。

平成十八年（二〇〇六）にはSTR多型15座位に、アメロゲニン（性別マーカー）鑑定を併せた16座位を用いたDNA型が、実際の刑事事件に応用されるようになり、平成二十年（二〇〇八）にはY―STR型検査も導入されました。

平成三年（一九九一）に、日本DNA多型研究会が発足し、その後学会となり、学会レベルでのガイドライン「DNA鑑定についての指針」を発表したのは平成九年（一九九七）十二月でした。

再審無罪で有名になった足利事件は、平成二年（一九九〇）五月に発生し、翌平成三年十二月に警察庁科学警察研究所で施行された最先端のDNA型鑑定（MCT118型）で犯人を逮捕したということで、新聞にも大きく報道されました。

一審・控訴審で無期懲役判決後、拘置所内の菅家氏の毛髪のDNA型検査を、私は弁護士から依

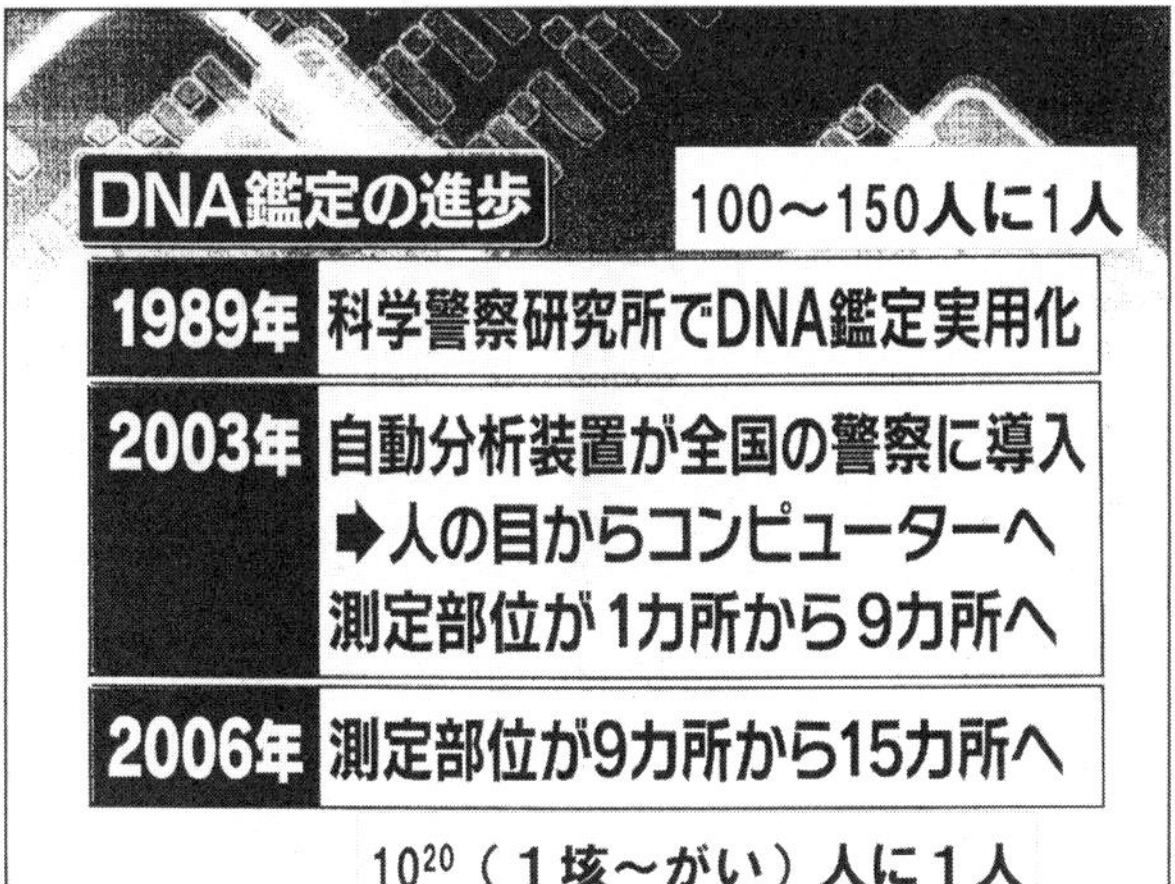

DNA鑑定の進歩	100〜150人に1人
1989年	科学警察研究所でDNA鑑定実用化
2003年	自動分析装置が全国の警察に導入 ➡人の目からコンピューターへ 測定部位が1カ所から9カ所へ
2006年	測定部位が9カ所から15カ所へ

10^{20}（1垓〜がい）人に1人

頼されました。これを慎重に検査したところ、判決で指摘された犯人のDNA型と異なるDNA型（MCT118型）が検出されました。

その結果、真犯人ではない人を逮捕したのか、警察のDNA型鑑定が間違っているのか、いずれにしても重大な結果であるので、正確に記載した検査報告書を作成し、弁護士に提出したのが平成九年（一九九七）九月でした。しかし、上告していた最高裁にこの報告書が提出されたにもかかわらず、この件に関して一切の記載もなく無期懲役の判決が確定しました。

その後の長い再審裁判を経て（この間に公訴時効が成立）、再審のDNA型再鑑定により、無罪（完全無実）の判決が確定したのは平成二十二年（二〇一〇）三月でした。

平成十二年（二〇〇〇）七月十七日に、最高裁の決定で述べられたDNA型鑑定に関する見解では「本件で証拠の一つとして採用された、いわゆるMCT118DNA型鑑定は、その科学的原理が理論的正確性を有し、具体的な実施の方法も、その技術を習得した者により、科学的に信頼される方法で行なわれたと認められる。したがって、右鑑定の証拠価値については、その後の科学技術の発展により新たに解明された事項等も加味して慎重に検討されるべきであるが、なお、これを証拠として用いることが許されるとした原判決は相当である」としたことが、もろくも崩れ去ったことになりました。

この最高裁決定について記載している論文（たとえば、後藤真理子：いわゆるＭＣＴ１１８ＤＮＡ型鑑定の証拠としての許容性、最高裁判所判例解説刑事篇　最高裁判所調査官室、法曹会、172〜185ページ、平成十二年度や、田辺泰弘［東京地方検察庁検事兼警察庁刑事局犯罪鑑識官］：ＤＮＡ型鑑定について、研修　７１８号、67〜86ページ、二〇〇八年）などについても厳しい批判が必要であることは明らかであろうと思われます。

現在、日本の警察（科学警察研究所や各県警の科学捜査研究所）で捜査に応用されているＳＴＲ（Short Tandem Repeat）多型15座位に、アメロゲニン（性別マーカー）鑑定を併せた16座位を用いたＤＮＡ型検査によれば、警察が示している「四・七兆人に一人」のレベルではなく、通常では一垓《がい》（10の20乗）人に数人のレベルの鑑別が可能です。このことを含めて後述しますように、多くの問題点を抱えたＤＮＡ型鑑定が現実に日本の刑事事件で応用されていることに注目する必要があるでしょう。

最先端のＤＮＡ型鑑定は、詳細な科学的留意点をクリアすれば、刑事責任を詳細に追及できる手法であることを疑う余地はありません。しかし「足利事件のように十数年前のＤＮＡ型鑑定には問題があったとしても、進歩した現在のＤＮＡ型鑑定では何ら問題はない」という主張には、大きな誤りが存在しています。

現在、都府県警察の科学捜査研究所で実施された多数の「鑑定書」を検討する機会がありますが、それらに共通している大きな欠陥があります。

元徳島県警察本部科学捜査研究所の法医科研究員であった藤田義彦《ふじたよしひこ》氏（徳島文理大学教授）は、「鑑定資料の酵素処理液を自動ＤＮＡ抽出装置の専用チューブに入れ替えるのは検査者で、そのとき、取り違えの可能性があり、（同様に）細心の注意を要する」「鑑定資料の変性・紛失防止のため、鑑定終了後、速やかに鑑定資料を警察署に返還する。

その際には鑑定資料の返還・受渡簿を整備し、3)項の科学捜査研究所（受付時）と同様に厳格に記載する。刑事事件におけるＤＮＡ型鑑定は、真実の追究に大きな役割を果たしており、犯罪捜査規範第186条の『再鑑定のために残余の鑑定資料を保管する考慮』により、将来の再鑑定に備えて、変質・腐敗防止のため警察署の超低温庫（マイナス80℃）に鑑定資料を保管、保管簿を整備し鑑定資料の流れを明確にする」と記載しています。（藤田義彦：ＤＮＡ型鑑定における精度管理〜誤鑑定の防止策〜、犯罪学雑誌、77巻5号、131〜146ページ、二〇一一年）。

現在、各警察本部の科学捜査研究所で現実に施行されている警察・検察のＤＮＡ型鑑定では一〜二頁の印刷された簡単な文書（結果を示した表のみ添付し、エレクトロフェログラム等の添付がない）となっていますが、このような文書のみでは鑑定の経過と結果を科学的に検証することはできません。

また、再鑑定を不可能にしている〝全量消費〟を、いとも簡単に施行している、現在の科学捜査研究所の根本的姿勢では、逆に〝証拠偽造〟でさえ隠蔽《いんぺい》しているのではないかという疑問が自然に発生してしまうことを禁じ得ません。

刑事事件で適用されるＤＮＡ型鑑定では、さまざまな疑問が解消されなければ、刑事事件を追及する科学的手法と言えないことになるでしょう。

「警察におけるＤＮＡ型鑑定」のＤＶＤについて

「警察におけるＤＮＡ型鑑定」のＤＶＤ（以下、本件ＤＶＤという）については、少なくとも以下の七つの重大な問題が指摘できることを、裁判所に書類提出しています。

（１）ＤＮＡ型鑑定の危険性についての説明がないこと

ＤＮＡ型鑑定のうち、現在、各警察本部科学捜査研究所で行なっているＤＮＡ型鑑定は、ＳＴＲ検査法であり、特定の16座位のＤＮＡ型を鑑定し、ＤＮＡ型の同一性を判断する方法です。

この検査法では一垓《がい》（10の20乗）人に数人のレベルにまでDNA型の同一性を絞ることができます。しかも、この検査方法は、フケや毛根付きの毛髪などのわずかな試料があればDNA型を検出し得る精密な検査方法です。

しかしSTR検査法は、わずかな試料からでもDNA型の検出が可能な方法ですから、わずかな試料汚染があっても、検査結果に重大な影響をおよぼしてしまうという重大な危険性をはらんでいるのです。

また、人の手によって試料を採取し、PCR増幅などの行程を経てから型判定を行ないますが、最終的に鑑定人の目で検査結果を判断しますので、検査手技などを誤って鑑定すれば、その結果は重大な誤りを生じることになります。しかも、人為的に検査結果を捏造《ねつぞう》することさえ容易にできてしまう可能性もあるのです。このように判定されたDNA型が、真実のDNA型とは異なるDNA型として、検出され得るという重大な危険性があります。

本件DVDには、これらに関する言及がまったくなされておらず、機械によって判定された鑑定結果は十分信用できるかのような説明をしています。

したがって、本件DVDは、DNA型鑑定の利点について言及することに終始し、その危険性をまったく無視するという、偏《かたよ》った内容のDVDと言わざるを得ず、視聴者を誤った方向へ誘導する可能性のあるDVDなのです。

（2）DNA型鑑定が全自動で行なわれているかのように描かれていること

本件DVDでは、あたかもDNA型鑑定は、コンピュータ等の機械による全自動の方法で実施されるかのような印象を受けます。現に、私の経験した事件においては、M県警察本部の科学捜査研究所の技官が「DNA増幅や型判定は機械で自動的になされる」と証言していました。

しかし試料の採取は、クリーンルームのような実験室で行なわれるわけではなく、事件現場において、警察の担当官が手作業で行なっています。またDNA抽出も全自動の機械が行なうわけではありません。コンピュータ等の機械による型判定は、PCR増幅後の型判定だけです。機械による型判定が正しいかどうかについては、エレクトフェログラムを基に鑑定人が判断します。

DNA型鑑定は人の手作業を経る過程などの、人為的な作業が多く、機械によって全自動ですべてが行なわれているわけではありません。本件DVDはあたかも機械により全自動でDNA型鑑定がなされているかのように描かれています。これでは人の手技上のミスや人為的な工作による鑑定結果の誤りは発生しないかのような印象を抱きかねません。

ＤＮＡ型鑑定は一抜人に数人のレベルまで同一性を判断できる反面、試料汚染や手技の誤り、人為的工作を容易に行ないうるという点で、きわめて危険性の高い検査でもある一面を有しています。科学捜査研究所における鑑定時の、検査対象の取り違いの可能性も指摘されています。

したがって、あたかも機械により全自動的にＤＮＡ型鑑定がなされているかのように描かれている本件ＤＶＤは、視聴者に対してＤＮＡ型鑑定には危険がないかのような、誤った印象を植え付けていると言わざるを得ません。

（3）陽性対照・陰性対照の重要性を何ら説明していないこと

陽性対照および陰性対照の検査は、各検査試薬や検査機器に誤りのなかったことを証明するための検査ですから、各検査の都度、必ず行なわれなければならないものです。これらの陽性対照および陰性対照の検査を行なわない検査は、得られた検査結果が正しいことの担保を欠くことになります。

各検査ごとに陽性対照および陰性対照の検査をすることは、科学検査の常識でもあります。これらがない検査結果は、まったく信用性を欠くことになります。

しかし本件ＤＶＤでは、陽性対照および陰性対照の重要性を何ら説明しておらず、しかも検査ごとに必ず行なわなければならないことを、まったく説明していません。このことは、得られた検査結果が正しいことの担保が、まったくないのにもかかわらず、それが正しいものであるかのごとく視聴者に思い込みを与えるに等しいものです。

他方で「定期的に検査機器等の点検・検査を行なっているから、ＤＮＡ型鑑定が誤って判定されることはない」というような主張は、まったくの誤りです。ＤＮＡ型鑑定は、わずかな試料からＤＮＡ型の判定を行なうこともあるのですから、試料汚染の可能性はきわめて高いものです。したがって、定期的な点検や検査だけで、検査結果に信用性があるとは到底言えません。検査の都度、かならず陽性対照および陰性対照の検査をすることで、はじめて検査結果に信用性が認められるのです。

陰性対照に関して、何を対照試料に用いるかについては、具体的な事例において重大な問題があります。滅菌水を用いる場合もあれば、それ以外の試料を用いる場合もあります。たとえば、衣類に付着した血痕様のものに対するＤＮＡ型鑑定では、血痕様のものが血痕であるか否かの試験の〝予備試験〟や、人血であるか否かの〝人血試験〟を経ずにＤＮＡ型鑑定がされることもあり得ますが、当該衣類自体にヒトＤＮＡが広く付着している場合、すなわち、当該血痕様のものが付着している箇所にも、また付着していないと思われる箇所にも、広くヒトDNAが付着していた場合には、あたかも当該血痕様のものからヒトDNAが検出されたかのような検査結果が得られ得るのです。

このような事態を避けるためには、何を陰性対照とするか、どこから陰性対照を採取するかなどについて、慎重な検討を要します。これらの問題は、鑑定結果を検討する上で重大な問題になります。

本件DVDでは、陰性対照について何ら言及もしていません。前記のようにDNA型鑑定では、試料採取や検査過程、型判定の最終判断など、随所で人の手作業によって実施されるのですから、試料汚染の危険性が高いのです。そのために陰性対照の検査をすることは、DNA型鑑定においては必須の検査になるのです。

したがって、陽性対照および陰性対照という科学検査の常識について、何ら言及をしていない本件DVDは、DNA型鑑定についての偏った説明をして、視聴者を誤った方向へ誘導していると言わざるを得ません。

（4）再鑑定の保証に何ら言及していないこと

鑑定が科学的であるためには、同様の方法で検査した場合に、同じ結果が再現できることが必要です。すなわち、検査結果が批判にさらされ、再度同様の検査を行ない、同様の検査結果が得られることで、検査結果が科学的に正当だとなります。そのためにも検査試料を保存し、再鑑定に備えることが必須のことなのです。

とくに一般の科学検査と異なる刑事捜査の鑑定では、現場試料を事後的に入手することが不可能であったり、きわめて困難ですから、鑑定人としては再鑑定を見据えて試料を保存することが、きわめて重要になります。

本件ＤＶＤでは、鑑定後に試料を保存すべきことについて、何ら言及していません。再度の鑑定に備えて試料を保存しなければ、検査結果が批判にさらされることにはなりません。試料を全量消費して、再鑑定の実施を不可能とした場合の検査結果は、もはや鑑定としての価値が著しく低減しているとされるべきです。

得られた試料が微量である場合には、全量消費はやむを得ないと反論される場合もあります。しかし、得られた試料が微量である場合には、ただちに検査をせず、微量な検査ができる方法が他にないか熟慮したり、そのような検査方法が発明されるまで試料を保存するなどで対処することが適切でしょう。また裁判官や検察官、弁護人と協議して、もっとも信頼のおける方法で検査するなどの対応をするのが、鑑定人の正当な態度でしょう。

したがって、得られた試料が微量である場合にも、捜査側の都合で試料を全量消費すると する判断は、許されてはならないのです。

足利事件では、現場発見試料（半袖下着）について、事件発生の一九年後に新たにDNA型鑑定をしたところ、被告人の無実が改めて確認されました。また、東電女性会社員殺人事件では、鑑定物件を新たに再鑑定したところ、第三者のDNA型が発見されたという報道がなされたことは、記憶に新しいところです。このように、後の再鑑定に備える必要性はきわめて高いのです。

したがって、再鑑定が保証されていない鑑定は、到底科学的な鑑定とは言えないのです。本件DVDが、再鑑定の保証について、何ら言及していないことは、視聴者を誤った方向に誘導していると言わざるを得ないのです。

（5）出現頻度について架空の人物像を前提に説明していること

現在のSTR検査における出現頻度は、15座位のうち各座位における特定の型が認められる割合から積算したものを言います。

したがって個別に具体的な数値をもって算出されるべきものです。

本件DVDでは、もっとも出現しうるDNA型を、15座位すべてにおいて算出すれば、四・七兆人に一人のレベルで同一性が判断できると説明しています。しかし、このような人物は現実に存在せず、架空の話に過ぎません。

現在のSTR検査では、一垓人に数人のレベルまでの確度をもって[illegible]在が現実に判断できるのです。架空の人物像について出現頻度を算出して説明することは[illegible]った理解へ誘導していると言わざるを得ません。

(6) チャートやエレクトロフェログラムの重要性について何らの説明がないこと

チャートやエレクトロフェログラム（以下エレクトロフェログラム等という）は、PCR増幅されたDNAを、型判定した結果を表わすカラー表示の資料です。

DNA型の型判定は、第一次的に機械により判定がなされますが、最終的には印刷されたカラーのエレクトロフェログラム等について、その判定が正しいかどうかを鑑定人が判断します。また裁判官や検察官、弁護人にとっては、前記の点にとどまらず、捜査が適正に行なわれているかどうか、記載された捜査資料に矛盾がないかなどについて、エレクトロフェログラム等に記載された日時、サンプル名、IDなどから判断できるのです。

エレクトロフェログラム等を鑑定書に添付しないことは、法医学専門家の世界および科学の世界では、絶対に考えられないことです。エレクトロフェログラム等は、型判定した際に印刷するだけでいいのですから、鑑定書に添付することは手間を要することでもないのです。刑事裁判にこれらの資料を添付しない「鑑定書」を用いることは許されないことです。

エレクトロフェログラム等を、鑑定書に添付していなくとも、弁護人の証拠開示請求によって、これらを開示することができますから、これらを鑑定書に添付していなくとも、鑑定書の証拠能力には何ら影響はないという反論が予想されます。

しかし、これまでに、エレクトロフェログラム等の開示を求めても、開示までに長時かったり、提出を拒んだり、事後的にモノクロ印刷されたものを提示した事例験しています。このようなことでは検察官や弁護人だけでなく裁判官もについて十分な検討ができません。

またエレクトロフェログラム等の証拠開示請求がなされなかった場合には、裁判官はDNA型鑑定の結果に対して、何らの審査・検討をすることができなくなってしまうのです。したがって証拠開示請求がされたことで、事後的にエレクトロフェログラム等を開示すればよいというものではないのです。

しかも複数回の検査が実施された場合には、それらのすべてに関するエレクトロフェログラム等を印刷する必要があります。多くの場合DNA型検査は、同一の試料について複数回実施され、いずれの検査も同じ検査結果が出るかどうかにより最終的に判断しています。

事後的にある特定の一回の検査に関するエレクトロフェログラム等を開示されたのでは、他の検査の結果と比較して鑑定結果の正否を判断し得ません。また開示される検査の選び方が、恣意《しい》的になされる恐れもあります。これでは鑑定の結果に対する、十分な検討は不可能になってしまいますので、すべての検査に関するエレクトロフェログラム等を添付する必要があるのです。

足利事件の再審公判で検察側は「DNA型鑑定に関するすべての泳動チャートやDNA溶液の濃度定量値に関するすべての資料、ミトコンドリアDNAの具体的内容を示すすべての資料などを、鑑定人に対し提出するよう」求めています（平成二十年「く」第94号、平成二十一年五月二十一日付東京高等検察庁検事山口幹生作成にかかる「鑑定にかかる検査結果等の資料の追加・補充について［上申］」）。

このことは、検察自身がDNA型鑑定の内容を検討するためには、これらの資料の提出が必要不可欠と判断していると言えます。また同再審公判の裁判所が、これに応じて提出を促したことからも、裁判所もまた同様の判断をしていると言えます。

しかし本件ＤＶＤでは、エレクトロフェログラム等の重要性や、開示の必要性については、まったく触れていません。したがって本件ＤＶＤは、視聴者にＤＮＡ型鑑定の十分な考察をしようとする態度を阻害され、悪しき方向へ誘導していると言えるでしょう。

（７）鑑定書にどのような資料を添付する必要があるかについて、何らの言及もないこと

ＤＮＡ型鑑定の鑑定書には、どのような資料を添付するべきかについては、本件ＤＶＤは何ら言及していません。

試料をどこから採取したのか（陰性対照として何をどこから採取したのかについても同様です）、型判定の結果はどのようなものであったかなど、鑑定書を一覧すれば、鑑定の着手から終了にいたるまでの事実関係が完全に理解できる必要があります。

具体的には、試料が科学捜査研究所で検査人に授受された際の資料の写真、それが各検査に供されていることを示す写真、試料採取の部位を示す写真、試料採取後の写真などの、採取された試料の同一性を担保しうる写真のほかに、対照試料の検査結果、陽性対照・陰性対

照（抽出対照を含む）の検査結果を示したエレクトロフェログラム等（検査の際に印刷されたカラーのもの）、複数回検査した場合にはすべてのエレクトロフェログラム等、残存試料の有無および残存試料の保管状況・移送状況などを示す写真等、さまざまな資料を添付する必要があります。

このような資料は、検査結果の正当性を担保する資料であるうえ、捜査の適切性を判断するのに有用な資料です。

本件ＤＶＤでは、鑑定書にどのような資料を添付すべきかについては指示していません。これではＤＮＡ型鑑定を科学的に検討することを不可能にしていますし、捜査の適格性を検討できないようにしてしまいます。本件ＤＶＤは、視聴者を誤った方向へ誘導し、ＤＮＡ型鑑定の誤った理解を植え付けていると言わざるを得ません。

このような主旨の意見書を、各地の裁判所に提出した結果、本件ＤＶＤは裁判員裁判で公開されなくなり、別に作成されたスライドや図表等で、ＤＮＡ型鑑定法を説明するようになりました。

具体的なDNA型鑑定の恐るべき事例

宮崎県警……資料を被害者に返した？

資料を被害者に返したとする警察

私が法医学の教授をしていた時には、仕事も忙しいし、大学での教育にも時間がかかっていましたので、被告人本人が主張できない死刑または無期懲役の事件についてのみ相談に乗ることを原則にしていました。

定年になってから、いろいろな相談が来るようになりましたが、その中でDNA型に関係するものに絞ってみますと、平成十八年（二〇〇六）当時から、実際に各種事件、特にレイプであるとか、ワイセツ行為に関するDNA型鑑定の相談が急激に増えてきたのです。

最初に相談を受けたのは宮崎県のケースでした。

事件は平成十七年（二〇〇五）十一月三日の未明に、市内を歩いていた女性（当時二二歳）

が乗用車に連れ込まれて監禁されたうえ、河川敷で乱暴されたという事件でした。

犯人は二名ということでしたが、逮捕されていませんでしたので、どのような犯人であったかということで、その当時行なわれていました似顔絵を作成したのです。

その当時作成された似顔絵によりますと、少なくとも犯人の一人は髪の毛は耳までかかっていないということで、それが公開されたのですが、犯人逮捕とはなりませんでした。

その当時はSTR型九種類を検査する方法でしたが、平成十八年になるとSTR型は現在行なわれているのと同じ一五種類と性染色体に関するDNA型になります。

この事件の一年後くらいに、別の事件で逮捕された人のDNA型と、被害者から採取された16種類のDNA型を比較しますと、当時施行されていた検査での、九種類のDNA型がすべて一致するということで、犯人ではないかとなって公判が始まったわけです。

そこで弁護人の西田隆二《にしだりゅうじ》氏が、私を訪ねて来まして「似顔絵がまるで違う」と言うのです。似顔絵では髪の毛が耳までかかっていないはずであったのですが、加害者として起訴された容疑者は、長い髪の毛を編んだドレッドヘアーだったのです。容疑者が、この犯行当時の前後にドレッドヘアーであったことは、当時の理容師も証言しています。

公判になり、捜査機関が提出した証拠には、DNA型鑑定に関する客観的な資料が添付されていないとか、あるいはＤＮＡ型を再鑑定することを検討したところ、なんと鑑定資料は被害者に返したと言うのです。

しかし、採取した綿棒について、それを返されたとする被害者は、見たことも聞いたこともないと証言したのです。つまり、再鑑定ができない状況にあったわけで、弁護側は、これらについては問題があるということで無罪を主張していたのです。

しかしながら判決では「女性からＤＮＡ型を採取した綿棒二本からも、被告のＤＮＡ型が検出され信用性は高い」と認定して弁護人側の主張を退け、求刑は懲役一二年、罰金四〇万円、追徴金一万二〇〇〇円でしたが、「身勝手きわまりない犯行に、酌量の余地はない」として懲役九年、罰金四〇万円、追徴金一万二〇〇〇円の実刑を言い渡したのです。

この事件の鑑定資料の取り扱いについて〝おかしい〟ということで、別の事件についても調べてもらったところ、また同様に警察は鑑定資料を被害者に返したと主張していたのです。

つまり宮崎県の科学捜査研究所では、ＤＮＡ型に関する重要な資料を、検査が終了した後に警察に返します。そうすると警察では、犯人が捕まっていないのに被害者に資料を返していたと主張していたのです。

そして被害者はその綿棒を見たことも聞いたこともないという状況が、一度ならず行なわれてきたということが判明したのです。

日本各地のレイプ、ワイセツ事件に関わると……

この当時には、仙台でレイプに関して否認している事件が二件ありました。一審判決は有罪だったのですが、実験ノートが一切ないということになっているので、再鑑定してほしいということになりました。

私は弁護士さんと一緒に拘置所に行き、被告人から採血をして、ＤＮＡ型鑑定をするということになりましたが、これは、拘置所で採血することを、日本でオフィシャルに認めることができた珍しい事件でもあったわけです。

三件目に相談を受けたのは沖縄のケースでした。この事件は、なんと六〇代の女性に対するワイセツ行為ということで、汗が多い地方ですが、ＤＮＡ型が合わないけれど、これをどう解釈するかということになりました。

こうして宮崎、仙台、沖縄という「三都物語」の事件に関わったのですが、続けて川崎の事件と名古屋の事件を相談されるようになり「五都物語」になったのです。

名古屋の事件は異様で、女子高生が通学途中に男性から制服に射精されたということでした。しかし警察は、その制服から資料を採取することもなく、女子高生に返していたのです。

女子高生は制服をクリーニング後に通学に着用していましたが、一年後に別の資料から採ったＤＮＡ型が一致するとなりました。そこで警察はなんと、女子高生が通学に着用していた制服を返還してもらい、大学でＤＮＡ型を鑑定し、それが一致したので犯人を逮捕したのです。

大切な証拠物を、事件直後に採取しないで、一年後に通学に着用していた制服を鑑定するという異様な状況に、驚かされたわけです。

この後は一気に日本中のいろいろな相談が舞い込んできて、同じ日本語を話している日本とは思えない混乱したＤＮＡ型鑑定の渦の中に巻き込まれることになったのです。

神奈川県警……証拠抹消

証拠資料を抹消してしまう法医科長

平成二十一年（二〇〇九）八月に、強盗強姦事件で起訴され、最高裁判所で争っているケースについて、弁護人から鑑定書作成の依頼を受けました。

このケースで鑑定資料として提出された、公判記録を拝見してビックリ仰天しました。DNA型鑑定の専門家としては、DNA型鑑定の時には、結果を保証するエレクトロフェログラムを添付することは、基本的に最低の要件であるとしていました。

私は、多数の都府県のDNA型鑑定の相談を受けていましたが、その多くのケースでは弁護人の請求により、鑑定人がエレクトロフェログラムを提出している形が定着しつつありました。提出されたエレクトロフェログラムをDNA型鑑定の専門家が検証すれば、そのDNA型鑑定のレベルや問題点は一目瞭然となるわけです。

この点に関して、平成二十年（二〇〇八）十一月十九日に行なわれた、神奈川県科学捜査研究所の法医科長の証言は驚くべきもので、「鑑定書には付けていません。ハードディスクの中は、その都度きれいさっぱりと捨ててしまいます」と供述していたのです。

このことはＤＮＡ型鑑定人の常識では、あり得ないことは明らかです。また「正式なＤＮＡ型鑑定さえ施行されずに虚偽の鑑定書で有罪にされていた」というアメリカのケースを紹介していましたが、このような誠実さと慎重さを欠いているＤＮＡ型鑑定人が、再鑑定・再検証の可能性を欠いたまま、単にプリントアウトした鑑定書を提出し、公判でこのように証言しているということは、証拠能力のない証拠を常習的に提出しているのではないかと疑わずにはいられません。

本件の鑑定書によれば、資料１（膣内容物）と資料２（口腔内細胞）が全量消費されています。犯罪の決着が付いていないケースで、重要な資料が理由もなく全量消費されていることに驚きを覚えると同時に、科学者としての誠実さと慎重さとは異なる、異様な臭いを感じてしまいます。

犯罪について公判で争いがあり、とくに容疑者が否認した事件では、一般的に弁護人が再鑑定を申し立てる可能性が高いのです。このような傾向を考慮して、再鑑定資料が冷凍保存されていることは、その鑑定人が鑑定結果に対して自信を持っているわけで、法医学専門家の中でも高く評価されているのです。

この法医科長は医学部ではなく、生物学系の学部を卒業したようですが、医学博士は持っていると証言していました。このケースは、言ってみれば資料にコンタミネーション、つまり間違った物が誤入するかどうかについての証言ですが、データが混ざらないようにするために、ハードディスクの中はいつもきれいさっぱりと捨てていますと述べていたのです。

しかし、この法医科長の行為を裏返してみますと、このハードディスクの中に残された基本的なエレクトロフェログラムのデータを捨てているということは、その都度証拠隠滅しているということになります

この法医科長は、重大性に気付いていたのかどうかが問題です。一応、私は「こういうことは許されません」と鑑定書で指摘したのですが、残念ながら、その重要性については十分に理解されていなかったように思います。

山口県警……鑑定書を作成していない

アパートを放火され女児が殺害

平成二十二年（二〇一〇）十一月二十八日午前五時三〇分頃、山口県下関《しものせき》市のパチンコ店従業員女性の住むアパート二階から「助けてください」と子どもの声が聞こえ、隣人男性が部屋に入ると内壁などが燃えていたため、自室の風呂の残り湯をかけたりして消し止めたという事件がありました。

母親は仕事で不在で、長男と長女は「妹がいない」と言い出したので、消防隊員や警察官が捜査をしたところ、アパート近くの側溝で仰向けになって倒れている次女（当時六歳）を発見しました。

次女はズボンは穿いていましたが、上半身に衣服は着けておらず（次女が着ていた上着は、近くから見つかっている）、搬送された病院で死亡が確認され、死因は首を絞められたことによる窒息死とされました。

平成二十三年（二〇一一）五月に、下関警察署は母親の元交際相手の男性（当時二九歳）を殺人、住居侵入、器物損壊などの容疑で逮捕し、裁判員裁判が行なわれました。

被告は全面無罪を主張しており、殺害された女児のトレーナーや、現場にあったオモチャなどから検出された、被告と同型のＤＮＡ型について、専門家などが証言したのです。

科学捜査研究所員の証言に驚愕

平成二十四年（二〇一二）六月二十二日（金）の一時から、私は弁護側鑑定人として山口地方裁判所に出頭しました。そして科学捜査研究所が採取や鑑定経過の記録写真を撮っていないこと、そして鑑定書も作成していないことを挙げて、低レベルな鑑定だと指摘したのです。そして、すべての試料が消費されたことについて、「第三者が再鑑定できず、内容が保証できない」と批判しました。

科学捜査研究所の職員が、鑑定書を作成していないということについての裁判所での証言を聞き、私は驚愕《きょうがく》しました。その職員は「ＤＮＡ型鑑定の件数が多いので、平成十六年から一件も鑑定書を作成していない」と証言したのです。

実際にどうなっているかと言いますと、鑑定結果通知書（一頁）というのを作成しています。そこには鑑定結果として、たとえば「鑑定試料から人の体液が認められた」「ＤＮＡ型検査を行なったところ表のようなとおりであった」「なお試料は全量消費した」というようなことが書いてあり、これがＦＡＸで送られます。そして、依頼をした警察署では「ファクシミリにより本職が受理した」という書類を作成するのです。つまり、鑑定書が平成十六年から一切ないのに、「ＤＮＡ型鑑定の結果、被告人の型と一致した」という一覧表が作成されて、それがＦＡＸで送られていたのです。

被告人は無罪を主張して争っていましたが、平成二十四年七月二十五日に懲役三〇年の判決が言い渡されたのです。

この判決を不服として広島高裁に控訴しました。つまり、鑑定書を作成しないで「鑑定結果通知書」というワープロで打った簡単な書類をＦＡＸすることによって、懲役三〇年ということになるのです。

山口県といえば、明治維新以来日本のリーダーという立場を守ってきたと思っていたのです。そして多数の総理大臣を輩出し、現在も二期目の安倍総理大臣の出身県ですが、その山口地裁の管轄の中で、このようなことが行なわれていることについて心底より驚いてしまいました。

その後、関門海峡を隔てた福岡地裁小倉支部でＤＮＡ型の再鑑定を施行しています。再鑑定試料は残されており、海峡を隔てただけで、ＤＮＡ型鑑定について天と地ほどの差があることを知ったわけです。

このような現状を見逃すことはできないと、予定になかった記者会見を開いて説明しました。地元紙と一部の全国紙で記事となり掲載されました。

私は、山口地方裁判所の証人として出張しましたので、「証人旅費・日当」について請求しますと、私の口座に振り込まれました。

弁護側は、検察側が主張する現場の遺体のそばで見つかったタバコの吸い殻から、被告と一致するDNA型が検出された点について、DNA型鑑定の方法に信頼性がないと主張していましたが、平成二十六年（二〇一四）一月二十日に、広島高等裁判所は一審の山口地方裁判所の判決を支持し、懲役三〇年を言い渡しました。

これに対して弁護側は「控訴審から指摘していた点について、ほとんど無視された不当な判決だ」「被告は犯人とする前提で出された判決」とし、上告する方針であるということです。

鹿児島県警……死刑が無罪

強盗目的か怨恨か

平成二十一年（二〇〇九）六月十九日夜、鹿児島市の民家において、老夫婦（当時夫九一歳、妻八七歳）がスコップで滅多打ちにされて殺害されました。ガラスが割られていたことから、鹿児島南警察署は何者かが外部から侵入したと見て、殺人事件と断定しました。

司法解剖を行なった結果、死因はともに頭や顔面を強打されたことによる、脳障害と判明しました。その損傷から凶器はスコップと断定して、スコップの慰留指紋から、六月二十九日に警察は容疑者として元大工の男性（当時七〇歳）を逮捕しました。

この男性は犯行を一貫して否認しました。そして弁護側は、指紋採取時の写真がないことから、指紋は転写が可能だとして、男性は事件現場に立ち入っていないと主張しました。そして室内にあった現金が手付かずであったことや、被害者への攻撃が執拗であることから、強盗目的ではなく怨恨が動機であり、男性と被害者は接点がないので、犯人ではないと主張したのです。

検察側は、犯人が物色したタンスなどの指紋や、逮捕後に採取した被告のＤＮＡと侵入口とされる窓の網戸に付着していた細胞片が一致したこと、割れた窓ガラス片にも指紋があったことを根拠とし、男性が金銭面で生活に困っていたことを動機の一つに挙げていました。

死刑の求刑が一審では無罪に

この事件は〝裁判員裁判〟にかけられ、審理は長期間におよびました。

平成二十二年（二〇一〇）十二月十日に、鹿児島地方裁判所（平島正道《ひらしままさみち》裁判長）は、判決で無罪を言い渡しました。

その判決の中では、現場から発見された指紋やＤＮＡの採取時の写真が一切なく、検察側の立証の甘さを指摘していました。そして「男性が被害者宅に行ったことは事実だが、犯人が指紋により現場に立ち入ったことは推測できるものの、殺害にかかわったとは断定できないこと」「凶器と見られるスコップからは指紋が検出されなかったこと」「貴重品は盗まれておらず、スコップで何十回と殴られていることから、強盗目的ではなく怨恨が疑われ、強盗殺人とするには疑いが残ること」「スコップで何回も殴った跡が見られるが、当時七〇歳の被告が何十回も振り下ろせるのか」という疑問などから、死刑求刑に対し無罪判決を言い渡したのです。

意見書の作成を依頼される

平成二十二年（二〇一〇）十二月二十二日に検察側が控訴し、福岡高裁宮崎支部で審理が行なわれることになりました。

このような時に私は、安冨《やすとみ》潔《きよし》弁護士（慶應義塾大学法科大学院教授）から依頼され、担当者である西田隆二弁護士を含めた数人の弁護士と相談をし、意見書を書いてほしいと相談されたのです。

平成二十三年十一月二十日付で、主任弁護人の新倉哲朗《しんくらてつろう》氏と副主任弁護人の西田隆二氏から、意見書について正式に作成を依頼されました。

慎重に検討した結果、「1・日本におけるDNA型鑑定の進歩と問題点」および「2・警察におけるDNA型鑑定のDVDの問題点について」を総論的に述べたあとに、各論的にいくつか問題点を指摘しました。

その一つは「網戸からの試料に対するDNA型鑑定について」で、科学捜査研究所が作成した鑑定書を拝見したところ、①採取状況を示す写真や鑑定資料である組織片の顕微鏡写真がないこと　②開示されたエレクトロフェログラムのスケールが不適切であることを指摘しました。

さらに、第一審公判で証言した科学捜査研究所の担当者の証言について、いくつかの問題点がありました。つまり、一回DNA型鑑定をし、もう一度DNA型鑑定を行なったということですが、そのエレクトロフェログラムが開示されていませんでした。また証言内容について、科学的に不正確なことを証言していることがありましたので、それも指摘しました。さらにエレクトロフェログラムを印刷したということですが、プリントアウトしたものを紛失したとして、その後に別のエレクトロフェログラムを提出したということについて、鑑定書に記載していなかったのです。

本書164〜181ページに記載の「日本におけるDNA型鑑定の進歩と問題点」および「警察におけるDNA型鑑定」のDVDについての文書を記載し、結論として次のような意見書を、平成二十四年（二〇一二）一月二十一日付で、日本大学名誉教授として提出しました。

最終的には「本件は重大な事件であるのに科学的鑑定書の形式をとって、法的基盤を揺るがすような問題点を抱えた〝専門的文書〟を装った書類に依拠して有罪を認定することが許されないことは明らかであろう。いわゆる足利事件の最高裁決定が、その後の再審無罪（ではない無実）判決で覆《くつがえ》されたことの意味する教訓に学ぶべきであり、このことを、DNA型鑑定の専門家である法医学者として指摘しておきたい」と記載をしました。

刑事裁判の原則に徹した判断が裁判員に浸透

ところが、平成二十四年三月十日、この犯人とされた男性が、くも膜下出血により急逝したのです。それにともなって裁判所は刑事訴訟法に基づき、三月二十七日に公訴棄却の決定を下し、事件は終結してしまったのです。

この男性が死亡する四日前の三月六日には、裁判所、検察官、弁護人の協議の席で、双方の主張および証拠請求がほぼ出そろったことが確認され、この年の夏には控訴審第一回公判が開始されようとする矢先でした。

二月二十日までには予定していた、すべての弁護側の答弁書、答弁補充書、指紋に関する鑑定書、DNA型に関する意見書、犯罪医学的検討からの意見書などを提出して、いよいよ審理がはじまるということで、弁護団は新たな決意を固めていたところであったということでした。

この一審判決では、検察官が死刑を求刑したことに対し、検察官によってこの男性を有罪とする合理的な疑いを差し挟む余地のない証明はなされていないとして、無罪の判決を言い渡した一審判決を、刑事裁判の原則に忠実な判断が示されたとして、弁護士は高く評価していたということです。

このような刑事裁判の原則に徹した姿勢が、裁判員の方々にしっかりと浸透して、その後の裁判実務に着実に根付いていくことを願ってやまないということを弁護士は述べていました。そして、刑事手続きの過程で、人権侵害を防止し、また無実の人を間違っても有罪としないためには、「疑わしい時には被告人の利益に、合理的に疑いを差し挟む余地のない証明がなされなければ有罪とすることができない」という原則が、広く市民社会に理解されることが、なによりも必要だと弁護士さんは強調していました。

このように「裁判員裁判」ではじめて、死刑求刑に対して無罪が確定した事件となりましたが、最高裁に記録が残っている一九五八年以降の死刑が求刑された事件で、再審ではなく一審で無罪判決が出たケースは、本件を入れて一〇件しかないとされています。

なお、本事件で一審で費やされた裁判員裁判において、審理日数が三九日というのは、当時もっとも長い記録であったとされています。

神酒《みき》事件

時効一月前に容疑者を逮捕

平成二年（一九九〇）十一月に、東京都足立区の路上で、靴加工手伝いのS氏（当時五六歳）が刺された上、車に轢《ひ》かれて死亡した事件がありました。

事件発生から一四年一一ヵ月が経過し、当時の殺人罪の公訴時効は一五年でしたので、警察はその公訴時効まで残すところ一ヵ月というところで、住所不定、無職の神酒年雄《みきとしお》氏（当時五六歳）を殺人容疑で逮捕したのです。

凶器の刃物に残された血液を手がかりにしたDNA型鑑定の精度は、この間の一五年で飛躍的に向上したことが決め手となったとして、朝日新聞は「DNA鑑定　時効直前逮捕　再捜査で一致　警視庁」、読売新聞は「時効一ヵ月前逮捕　精度向上DNA鑑定決め手」、毎日新聞は「時効三〇日前に逮捕　容疑者特定　DNA鑑定が決め手」、産経新聞は「時効三〇日前五六歳男逮捕　DNA鑑定決め手に」というように、各新聞が時効直前に逮捕したと注目した事件です。

当時の新聞では「捜査一課の調べでは、神酒容疑者は一九九〇年十一月十二日未明、足立区の路上でS氏の腹や背を果物ナイフで刺すなどして殺害した疑いがある」と報道しました。

S氏の死因は、運転者が判明していない車に轢かれたことによる脳の損傷ですが、捜査一課は刺されたことによって、すでに致命傷を負っていたと判断したのです。

事件当時のDNA型鑑定は、それほど精度が高くなかったことや、事情聴取に対し神酒容疑者が供述を拒否したため捜査は行き詰まっていたということです。しかし時効が迫ってきたため、捜査一課は五月から再捜査を始めました。

朝日新聞の平成十七年（二〇〇五）十月十四日朝刊には、保存していた血液について、別人の可能性は数十億分の一にしかないまでに精度を上げたDNA型鑑定を再度実施した結果、同容疑者のものと一致したと報道しています。

神酒事件略年表

平成 2 年（1990）	11 月	事件の発生
平成 17 年（2005）	10 月	被疑者逮捕
	12 月	公判前整理手続き開始（5 回実施）
平成 18 年（2006）	3 月 5 日	公判前整理手続き終了
	3 月 9 日	公判開始（土日を除く 6 日間連続開廷）
	3 月 16 日	審理終了
	4 月 10 日	東京地裁　懲役 13 年

公判前整理手続きで珍しい記録も提出される

この裁判では「裁判員制度」が施行されることを見越して、東京地裁で初めての「公判前整理手続き」を適用しました。平成十八年（二〇〇六）三月九日の午前一〇時から東京地方裁判所で冒頭手続きに入り、その後土曜、日曜を除いて、午前一〇時から夕方まで連日の公判が開かれ、私は弁護側鑑定人として三月十六日一三時三〇分から一六時一五分まで証人尋問が行なわれるという予定になりました。

この間に、関係した警察官あるいは科学捜査研究所の技官などがすべて取り調べられて、予備日が一日設けられていました。最終的には六日間の連続の公判が初めて東京地裁で行なわれたということになります。

初めて行なわれた「公判前整理手続き」では、後日追加の証拠提出は認められないとされましたので、従来では明らかにならなかったような各種の証拠があらかじめ提出され、珍しい記録を拝見することになりました。

たとえば、証言予定者に関しては、あらかじめこのような内容について証言するという要旨が、逐一、詳細に開示されましたし、後で問題になる鑑定ノートもほぼすべて開示されたのです。

警視庁科学捜査研究所の法務研究員である証人の女性は「平成十七年七月十四日、法医科長の指示を受けて約一五年前に採取したDNA（ナイフの柄の部分の血痕）のPCR増幅の作業を行ないました。科学捜査研究所の冷凍庫（マイナス80℃）内に識別番号を付して保管されていたそのDNA溶液のチューブを確認すると、水分が蒸発していたため、そこに10μℓのTE液を加えて溶かし、その全量を使用してPCR増幅の作業を行なった」としていました。

このように、証拠に手を加えたということで、見逃すわけにはいかない事実が、そこに書かれていたのです。

「そして、同月十五日に他の法務研究員に依頼して、PCR増幅の産物の一部をDNAアナライザーにかけたところ、PCR増幅が成功したことを確認できた。直ちにその結果を科長に報告した。PCR増幅の産物の残りは、識別番号を付したチューブに入れて科学捜査研究所備え付けの冷蔵庫にて保管した」

「その後、科長の指示を受けて、同月十九日および二十日、DNA（容疑者の爪）のPCR増幅の作業を行なった。前記冷凍庫内に識別番号を付したチューブに入れて保管されていたそのDNA溶液の一部を用い、PCR増幅の作業を実施した後、他の法務研究員に依頼するなどして、PCR増幅の産物の一部をDNAアナライザーにかけたところ、PCR増幅が成功したことを確認できた。直ちにその結果を科長に報告した。PCR増幅の産物の残りは識別番号を付したチューブに入れて科学捜査研究所の冷蔵庫にて保管した」

「同年八月五日に、前記冷凍庫内にそれぞれ識別番号を付したチューブに入れて保管されていたDNA（ナイフ刃部血痕、被害者の脳）のPCR増幅の作業を行なった。

そして、同日、ナイフ柄部血痕DNA、容疑者の爪DNA、ナイフ刃部血痕DNA、被害者の脳のDNA型のそれぞれのPCR増幅の産物を、DNAアナライザーにかけた結果、それぞれのDNA型の判定結果がチャートに現れた。

その結果を科長に報告し、チャートを印刷したものを科長に渡した」と記載されていました。

この内容に関しては、本人から提出された鑑定ノート№１（二〇〇五年四・二六～八・二六）にも詳細に記載されていることが分かりました。

鑑定依頼前に鑑定

ところが、本件に関し警視庁科学捜査研究所の法医科長に対して、鑑定嘱託がなされたのは平成十七年七月二十二日の書類を以て鑑定が依頼されていることが、別の文書で明らかとなりました。

その資料については、「果物ナイフの柄に付着している血痕から抽出したＤＮＡについては全量使用した。その他の残余はひきつづき科学捜査研究所で保管する」と記載されており、Ａ４二ページの鑑定書が提出されたのは、平成十七年八月十八日でした。

つまり、この詳細を検討すると、鑑定依頼書により鑑定の依頼が発せられた七月二十二日の前に、あらかじめその証拠に手を加えている。そして、それらについて作業を行なっていたことが客観的に明らかになったのです。

その後、弁護側の申請により提出されたエレクトロフェログラムを見ますと、二〇〇五年八月八日一一時五八分に印刷した書類が提出されてきました。本件で問題になるＤＮＡ型鑑定に関しては、その後、平成十八年三月十六日に裁判で証言しました。

まずＤＮＡ抽出過程の問題点として、平成五年（一九九三）四月十六日付、石山昱夫《いしやまいくお》氏の鑑定書には「果物ナイフのどの部分の血痕を、どのように採取したのかについて」写真や図面の添付がありませんでした。つまりＤＮＡ溶液の濃度についても明らかにされておらず、科学的な検証の前提を欠いていたのです。

そして平成二年から五年当時の、ミトコンドリアＤＮＡの型判定の過程の問題点として、Ｙ科長の証言予定によれば、容疑者のＤＮＡが入手されるまでの間に、ＤＮＡ鑑定を行なうことが可能であったにもかかわらず、容疑者逮捕までＤＮＡ鑑定を行なっていないことになり、そのこと自体がＤＮＡ鑑定に対する信用性を失わせるものでもあると言えましょう。

また、実際に平成十七年四月にＹ科長は警視庁の科捜研に採用されたのですが、本件のＤＮＡ溶液は東京大学の法医学教室から帝京大学の医学部に移されていました。その後にそれを警視庁の科捜研に移したということですが、このＤＮＡ溶液の保存についての責任者は誰なのか。つまり法医解剖の執刀医なのか、それとも補助者なのかという問題が生じてきたのです。

全量消費が必要だと判断して、試料を使いきってしまっているという問題点もあります。現実に各ＤＮＡ型の検査についても、最初の鑑定書にはデータの解析結果を記載したエレクトロフェログラムの添付もなく、鑑定の経過や結果を正確に記載したものとは言えません。つまり、どのくらいの試料について、どのような機械をどのように使ったかということを記載していないのです。

その後、弁護側の依頼によりエレクトロフェログラムが提出されてきましたが、これにも大きな問題があり、陽性対照や陰性対照がないため、鑑定経過中にエラーがなかったかどうかを検証することができないのですが、それ以外にも大きな問題が発生してきました。

裁判長はＤＮＡ鑑定の信用性を認定

平成十七年当時のＳＴＲの検査では、九種類のＳＴＲとアメロゲニンのＸＹの検査が施行されていますが、その中で果物ナイフの刃の部分と柄に付着している血痕から抽出されたＤＮＡは十数年経過しています。それに対して被疑者の爪から抽出したＤＮＡは、検査直前に採取されたものです。

そのＳＴＲの波形を見てみますと、十数年経過したものと、その直前に採取したものは、波形のピークの高さの比率はほとんど同じような傾向を示していました。

ＤＮＡ型鑑定を一回でも経験した人ならすぐに分かるように、同じ日に採血した血液についてＰＣＲをかけて分析した場合でも、複数回検査すると、同じような波形とピークの高さの比率に出るということは、まずないということを実感しています。

それにもかかわらず、十数年の経過を経ているものについて、波形を詳細に見てみると総体的な比率はほとんど一致しているのです。これは場合によれば、偽造を疑わざるをえないというようなものですので、そのあたりの詳細な分析を行なう必要がある、つまり、コンピュータの解析を含めて検討する必要があるということを、私は公判の時にも述べたのですが、裁判官がどこまでその意味を理解したのかは、よく分かりませんでした。

東京地裁は、この事件に争点や証拠をあらかじめ整理する「公判前整理手続きを適用し、三月九日から十六日まで、土日を除いて六日間連続で集中審理がされました。

神酒被告は殺害を否認しており、弁護側は「証拠採用された凶器のナイフに付いた血液のDNA型鑑定は信用できない」と主張していました。

平成十八年四月十日、東京地方裁判所で川口政明《かわぐちまさあき》裁判長は「被害者に殺されるような落ち度はなく、きわめて悪質な犯行」と述べて、神酒被告に懲役一三年（求刑は懲役一五年）を言い渡しました。

判決で川口裁判長は、DNA鑑定の信用性を認定し、神酒被告がS氏を殺害したと判断。その上で「殺人の犯行をかたくなに否認し、被害者に対する謝罪の意も一切示していない。刑事責任はきわめて重大」と神酒被告を断罪したのです。

なお神酒被告は、埼玉県内で焼酎などを万引したとして窃盗罪でも起訴されており、川口裁判長は懲役一年二月（求刑は懲役一年六月）を言い渡しました。

句読点のない平仮名文章の変化

この神酒事件では、裁判前の争点整理のために、他の事件では絶対に表に出てこないと思われる、本人が自筆で書いている文書が参考までに提出されています。

それは平成十七年九月二十三日から十一月一日までの期間に書かれたもので、それを見ますと、九月二十三日の文章には、平成を平仮名で「へせい」としています。そして九月二十四日からは「へせ」と書いてあります。それが徐々に「へいせい」と書かれるように変わってくるのです。

つまり、従来ではこういう基礎的な資料は、公判では刑事裁判でも目にすることはないのですけれども、どんなふうに現場のことを説明したか、あるいはそれを説明しろというようにされているかが分かるようになっているのです。

これらの文章は、ほとんど句読点もなく、平仮名でずらずらと書いてあるもので、十月二十二日のところでは、平成という字が漢字になっていることに気付きます。そして最後の十一月一日の、Ａ４一面に書かれている句読点のない文章には、「検事さん」というところだけが漢字になっていて、それ以外の「べんごし」「けじ」「けんじさん」は平仮名で書いてあることも気になります。

「へせい十七年九月二十三日」のものは、氏名は漢字で書いてありますが、そこに指印がある書類ではナイフの図が描いてあり、柄のところは「き」と書いてあり、刃のところには「は」

と平仮名で書いてあり、「くだものナイフのかたち、よぱらいをさしたもの」と記載されています。

他にもある誤認逮捕

その他の誤認逮捕・起訴されたケースについて、いくつか興味ある記載があります。

平成十六年（二〇〇四）に宇都宮市で起こった二件の強盗事件では、無実なのに誤って逮捕・起訴された男性に対し、検察官は無罪を求めました。

この二件の強盗事件については、平成十七年一月に別の容疑者が逮捕され、男性の無実は明らかになっていました。男性には重度の知的障害があり、言葉が不自由でしたが、栃木県警は自白をもとに逮捕し、地検もそのまま起訴していました。

地検は取り調べをした検察官が、拘置所にいる男性に直接謝罪するとともに、裁判で男性の名誉回復のため、異例の無罪を求めました。裁判が終わると男性は釈放されました。

この男性は、重度知的障害者でもあり、誤認逮捕・起訴問題の背景には、自白偏重の捜査手法や知的障害者の人権問題が浮かび上がってきます。

調書の末尾に「以上の通り録取して読み聞かせたところ、誤りのないことを申し立て、署名・指印した」と書かれていますが、果たして容疑者がこれを本当に理解できていたのかどうかが問題となるでしょう。

科学的証拠とこれを用いた裁判の在り方

裁判所のバイブル

足利事件や、その後の裁判の進行にともない、平成二十二年度司法研究として「科学的証拠とこれを用いた裁判の在り方」が、平成二十五年三月三十一日付で公表され、一般財団法人法曹会が発行しています。

研究員は、東京地方裁判所長判事岡田《おかだ》雄一《ゆういち》裁判官（委嘱時には東京高等裁判所判事）、大阪地方裁判所判事遠藤《えんどう》邦彦《くにひこ》、名古屋高等裁判所判事前田《まえだ》巌《いわお》（委嘱時には東京地方裁判所判事）でした。協力研究員として東邦大学医学部法医学教授の黒崎《くろさき》久仁彦《くにひこ》氏が協力しています。

第一章において「裁判員裁判を念頭に置いた上で、ＤＮＡ型鑑定を中心に据えつつ、科学的証拠の問題点や限界等につき、さまざまな視点からながめてみて、それに対してどのように対処したらよいのかといった点や、科学的証拠を事実認定に用いるに当たっての証拠開示の問題も含めたさまざまな訴訟法上の論点につき、できる限り広く取り上げて、諸外国の現状等も適宜紹介しながら、研究員の間で議論し検討を重ねた結果を記載することとした」

と記載してあります。

第二章においては「ほぼ完成の域に達しているとされるＤＮＡ型鑑定に関する最新の情報と、その信用性等の評価に当たって考慮しなければならない問題点ないし注意点を記載することとした」と記載しています。

この「司法研究」の報告書に関しては、通称「裁判所のバイブル」と言われるくらい非常に権威あるものであり、当面の間のＤＮＡ型鑑定に関しては、この「司法研究」の内容に基づいて裁判は進行するものと思われます。

この報告書に関して、各種の批判はあろうかと思われますが、ＤＮＡ型鑑定が最高裁の決定、誤ったＤＮＡ型鑑定に関する評価が一般に広められていたところに、それがひっくり返ったために、それを含めて広範なおかつ慎重に検討された結果が公表され、それがバイブルになるということであれば、これはものすごい前進だと私は評価しています。

開示されるべき情報に関しては「開示されるべき情報の保存、管理の重要性」という項目が記載されています。

そこには、ＤＮＡ型鑑定に関しては、警察庁では、平成二十二年（二〇一〇）十月二十一日警察庁刑事局長通達「ＤＮＡ型鑑定の運用に関する指針」の第6項において、「鑑定書その他鑑定結果又はその経過等が記載されている書類については、刑訴法等の定めに従い適切に取り扱うとともに、将来の公判等に備えて適切に保管しなければならない」と定め、同日付警察庁刑事局犯罪鑑識官・同刑事企画課長通達「ＤＮＡ型鑑定の運用に関する指針の運用上の留意事項等について（通達）」は、指針6の「その経過等が記載された書類」とは、「鑑定に用いた検査方法やその経過の記録（ワークシート等）、鑑定結果に関わる各種分析データ等を意味するものである。これらは鑑定の客観性・信用性を担保するものであり、鑑定内容の確認や精査等が必要となる場合に備え、適切に保管しておくこと」と定めており、各都道府県警本部の科捜研ごとに、そのような書類の作成、保管に努めているようである」としています。

また「例えば、大阪府警察本部の科捜研では、所定の用紙に、鑑定嘱託から鑑定書作成までの各日付や資料返却までの保管状況、資料の現状写真、鑑定の各段階で使用したチューブ・試薬・機材の種類、ＤＮＡ精製の日付・方法・精製量、ＤＮＡ定量の日付・方法・濃度、精製ＤＮＡ使用状況に関して精製ＤＮＡ量（濃縮の有無）・ＤＮＡ使用量・残ＤＮＡ量・残ＤＮＡの措置、ＤＮＡ型判定に関し一回目、二回目それぞれのＰＣＲ増幅と電気泳動《えいどう》の量、最終ＤＮＡ型判定結果等を記載し、またその用紙にエレクトロフェログラムを添付する運用を行なっているとのことである」と記載されています。

前述した神酒事件の公判前整理手続きで、鑑定人および鑑定補助人の鑑定ノートが開示されたことが原因と思われるのですが、その後、鑑定ノートの開示などを求めますと「鑑定ノートは記載していない」「そういう資料はない」と答える事例が続出し、それなりの対応が求められていたところです。

この研究報告で記載されているように、一万例を超える多数のＤＮＡ型鑑定を施行した場合に、その経過などが記載された書類というのは、ワークシートなどを指すことになり、最近では弁護人が「鑑定ノートまたはそれに類する書類」というように申請した場合には、紙一枚のみですが「どのＰＣＲマシーンを使ったか」あるいは「アナライザーはどの機械を使ったか」を記載しているケースが見られています。

ある警察本部の書類を見ますと、泳動を行なったアナライザーに関して、五台ある機械を№１～№５とするのみではなく、セントラル、ジャイアンツ、ライオンズ、パシフィック、タイガースと愛称を付けており、「今回はセントラルの機械を使用した」というところに印が付いているのを見て、何となく微笑《ほほえ》ましい感じがしました。

さらに「証拠開示の手続」では、「科警研や科捜研の技術職員が検査を行なった場合には、少なくともDNA型鑑定に関しては、前述のとおり警察庁の通達でその基礎データを含め記録の保管が定められているのであるから、法律上の証拠開示の対象になる。DNA型鑑定以外の科学的証拠についても、それに準じて扱われてよいであろう」と書いてあります。

もう一ヵ所、非常によく記載できていると思われたのは、「鑑定結果の評価（型判定）に関する信頼性」の（1）検出限界の設定と信頼性という項目です。

そこには「現在のDNA型鑑定の主流であるキャピラリー電気泳動装置を使ったDNA型鑑定であれば、検出結果をコンピュータソフトにより自動的に解析し、その結果として検出された座位ごとの型と、これをグラフチャートとして表したエレクトロフェログラムが出力される。

科警研・科捜研では、型判定に用いる検出限界（蛍光強度）を150RFUとしているが、これは、現在検査に使用されている装置の検出性能の保証範囲や、アイデンティファイラーキット等検査キットのマニュアルの推奨値に準拠したもので、他の研究機関でもおおむねこれに準拠した閾値《いきち》の設定をしているものと思われる」と記載されています。

ただし刑事警察では、通常の血液や口腔内細胞の鑑定の場合はこれで問題がないのですが、実際に刑事証拠物を分析した場合には、十分に150RFUに達していなくても、重要な所見として検討しなければいけない場合もあります。したがって科捜研における一般の基準としてはこれで判定するとしても、実際に低いピークのところでも刑事上の証拠として重要なものもあるということを、われわれは痛感しているのです。

その面では、「閾値未満のピーク様のものが、いずれに当たるかについては、専門家の知見を求めるのが相当であろう」という記載は非常に有効で、現実にこのコピーをある裁判所に提出したところ、そこから先にさらに検討することになったという効果も経験しています。

民間のDNA型鑑定

DNA型鑑定でチェックすべき四点

インターネット上には、「親子鑑定は一回二万円から数万円」ということを宣伝文句にしている民間の会社が多数見られます。最先端のDNA型鑑定にはDNA検出キット（有効期間が一年間）が六〇万円程度、あるいはPCR増幅装置や自動的にDNA型を検出するキャピラリー電気泳動装置も数千万円かかります。

専門家の人件費を考えると相当な金額になることが予想されるのです。

実際には、安価な民間のDNA型鑑定業者というのは、資料を外国に送り、印刷された表（結果）だけを通知している会社も見られます。

このような会社が実際にDNA型を専門的に検討しているかどうかをチェックするためには、次の四点を検討することが大切です。

①印刷された表（結果）以外に、

②基礎となるエレクトロフェログラム（チャート）を提出してくれるか（実際には外国か

らの報告書だけが結果でして、ほとんど、このエレクトロフェログラムの提出は不可になっています)。

③鑑定した人が日本の裁判で証言してくれるか（これについても鑑定人が日本に来るということはありません)。

④再鑑定のシステムがあるか（つまり、再鑑定用の資料を残しているかどうかですが、これについても、ほとんどそういうことは実現していません)。

この四点を検討することにより、この民間のＤＮＡ型鑑定業者が、本当に信頼できるかどうかをチェックすることができます。

この四点をすべてクリアできる会社が、本当のＤＮＡ型鑑定の専門の会社です。

裁判の時には、このような簡易報告書ではなく、有料のＤＮＡ型鑑定書を、さらに新たに作成しなければならない状況になっているのが現状ですので、ご注意ください。

放置できない状況に

現実に、ある裁判所が依頼したＤＮＡ型鑑定の書類を拝見し、驚いたことがあります。依頼された会社は資料をアメリカに送っており、アメリカの鑑定をした人の署名はあるのですが、それもすべて印字されたものでした。

その結果を見ますと、父子関係がある確率は99・99996％であるとされています。しかし結果の表を見ますと、母と子の関係から、疑われている男性と子の関係のところでは、遺伝学的に矛盾しているところがあるにもかかわらず、父子関係がこのように記載されていたのです。

これはおかしいと思って、英語の文書を取り寄せて見ますと、英語を翻訳する時にＮｏｔｅというところに突然変異のことが書いてあったのですが、それについては一切記載が省略されていたのです。

このように、現実では有り得ないようなことが、民間のＤＮＡ型鑑定会社といわれている多数の会社の中にあることが、現実にチェックされました。そして、このまま放置して良いとは思えないということになってきました。

科学の進歩と真相究明

宇宙の誕生から現在までを一年とした場合

仮に、一月一日に宇宙が誕生したとして、その四月に銀河系が誕生し、地球を含めた太陽系がいつ誕生したかというと、九月になるそうです。

その後に、魚類が誕生して、恐竜時代を経て、ほ乳類の大進化が始まり、人間の先祖の出現は十二月三十一日の午後九時になるということです。農耕文明が始まり、現在の科学文明が始まったのは、十二月三十一日午後一一時五九分五九秒六であるとされ、そして二十世紀、二十一世紀の新しい文明が新年に誕生したとなるとされています。

写真については原理が発見されて、その後に実際に写真が応用されるような、実用的な製品ができるようになるまでには、一七二七年から一八三九年までの一一二年がかかっているとされています。X線がヴィルヘルム・レントゲンによって発見されたのは一八九五年で、実際に人間に応用されるようになるのは一八年後の一九一三年です。ところが原子爆弾については、一九三九年に原理が発見され、一九四五年には日本の広島と長崎に落とせという大統領命令により、最短の六年で実用化されています。

太陽電池は一九五三年に原理が発見され、二年後の一九五五年には実用化されています。このように、最近では新しい原理が発見されると、製品化されるまでの期間というのは、ものすごく短時間になっています。

科学の進歩は著しいわけですが、科学の進歩によって得られた知識を、実際に科学捜査に応用することには、いくつかの大きな問題があるということを、本書ではＤＮＡ型鑑定を例にとって話しているつもりです。

つまり新しい原理が発見されたからといって、それを早急に刑事裁判に応用しようと考えると、複雑な問題を生じます。たとえばＤＮＡ指紋型、ＤＮＡフンガープリント法と言われているイギリスで発見された初期の方法は、その後再現性に問題があるとして、一九九〇年から二〇〇〇年にかけて、これは刑事裁判に用いるべきではないと統一見解が出されるようになったのです。

イギリス連邦であるイギリス、カナダ、オーストラリアで、ＤＮＡフンガープリント法を刑事裁判で導入したため、その後大きな再審問題が起こっているということを知っておく必要があります。

鑑定人尋問とは……

鑑定人尋問を受ける

われわれのような法医学鑑定人は、裁判所で鑑定に関しての尋問を受ける時きがあります。その結果いかんでは裁判の行方を左右することにもなりかねません。そこで、争点の中心に関する尋問は相当に厳しいものになります。さらに鑑定人は証人尋問でメモも許されないし、資料も裁判官の許可がない限り見ることはできないので、二度とごめんだという人が多いのも事実です。

若い頃に関与していた仙台の裁判所では、裁判所の関係者や弁護士の数も限られており、十数年も裁判にかかわっていると、お互いに顔見知りになってその人間性も分かってきます。そこで注意深い事務官は、同音異義語などについて、電話で確認して誤りのないようにする人もいました。

東京地方裁判所のように大きな裁判所では、生涯に一度しか会わないような裁判関係者も多くいます。こうした首都圏の裁判所では、ドラマのように演出過剰なパフォーマンスも体験しました。

この日は、私が司法解剖して作成した鑑定書について、異議申し立てをするところから開始するという法廷テクニックだったようでした。裁判所に呼ばれて「これはあなたが厳正に作成した文章ですか」と聞かれて、「その通りです」と答えると、その直後に「それでは尋問を終わります」という一言で終わってしまい、何のために裁判所に来たのかわからない経験もさせられたのです。

先輩の法医学者から聞いた話では、以前の刑事裁判では、弁護士は鑑定人がいかに血気にはやった偏った人物であるかを立証しようとして、鑑定人の頭に血を上らせて余計な言葉を口走るのを期待して、根ほり葉ほり意地悪な質問を繰り返し行なった時代もあったようです。最近では裁判官の訴訟指揮が比較的行き届いたものになり、同じような尋問を繰り返している弁護士には、要約すると何が聞きたいのかと促す場合もあります。

しかしながら、ある裁判に呼ばれた時には、裁判官や弁護士が教科書を見ながら、まず、この教科書を読んだことがあるかと聞いてきました。次いで、この教科書の何ページにこういう内容が書いてあるが知っているかと聞かれ、「以前に読んだことがあるが、その一言一句を正確に覚えているわけではない」と答えると、それではここの何行目のところにこう書いてあるが、それについてはどうか、と一行ごとに執拗に尋問されたのです。

　この時には脾臓の損傷の成因について、長々と証人尋問を受け、鑑定人は背中に汗をかきながら一言一句を誠実に答えていました。そうした緊張状態で数時間が経過していたのですが、最後に裁判官に問われた質問には、その場に倒れそうになるほどに驚いてしまいました。

　裁判官の質問とは、「それで、脾臓というのは腹の中の臓器でしょうか？　それとも背中の方にある臓器でしょうか？」だったのです。

報われない鑑定証人

　犯罪を目撃した人が、裁判の証人として裁判所に呼ばれる場合があります。このような時、犯罪を目撃した本人以外に代わり得る人がいないので、正当な理由がなければ、必ず出頭しなければならないのです。これを一般証人といいます。

　一方、学識経験者が事件に関して鑑定した場合には、その鑑定に関係する尋問を受けるために裁判所に呼ばれることもあります。鑑定をしたか否かについては一般証人同様に代わり得る人がいません。しかし、科学的判断について評価したり、鑑定をした根拠について尋問を受ける時には鑑定証人となります。鑑定証人は代わり得る学識経験者がいれば、出頭を断るのも可能です。

最近では医療に関する鑑定人として、臨床の教授が鑑定人に指定される場合も多く、裁判に関する相談を受けることもあります。鑑定人となることを首都圏での臨床の教授の「義務」として理解してもらうように説明していました。「二度とごめんだ」という気分がともなう時もある作業ではありますが、医療に関する鑑定の重要性を説明していました。若い臨床の教授たちが、快く引き受けてくれたのは心強い限りでした。

日本法医学会では、一般証人と鑑定証人の取り扱いについて、日当が同じで良いのか、しっかりと区別して高額な日当を請求すべきではないのかなどについて、長年にわたって論議されています。

日大医学部法医学教室の大野曜吉《おおのようきち》助教授（当時。現在日本医科大学教授）が、「トリカブト事件」の刑事裁判で証人尋問に呼ばれました。翌日、大学に出勤してきた大野助教授に「鑑定証人の日当を受け取ったか？」と聞いてみると、「後学のために請求した」との返事で、途中で休憩を挟む長い尋問だったにもかかわらず、受け取った金額は五一〇〇円でした。

私も、ある刑事事件の証人尋問に呼ばれ、法学部の学生一〇人を傍聴させた経験があります。二時間余にわたって鑑定に関する厳しい尋問を受け、旅費・日当を請求して学生たちの前で封を切って見せたところ、大きなどよめきが起こりました。封筒の中には学生たちの昼食代として支払った金額にも満たない四〇一〇円が入っていました。この封筒は現在でも大切に保管し、医学部と法学部の講義で毎年披露している貴重な教材となっています。

証言記録の訂正は簡単にできない

恩師の赤石英《あかいしすぐる》東北大学名誉教授は、岩手県生まれの生粋の東北人でした。先生はそれを誇りにして、東北訛《なまり》を直すこともなく、少し話をすれば「先生は東北のどちらの出身でしょうか」と聞かれることになります。

赤石先生が、ある時関西の裁判所の証人尋問に呼ばれました。先生は二回目の証人尋問の前に、前回の証言記録の写しを見て驚きました。法廷で述べた二時間の証言の中で、三〇カ所もの誤りがあったのです。

「赤石」が「若い医師」に、「東北」が「徳島」と記され、「ありません」が「あります」、「三センチ」が「三〇センチ」、「法医学」が「解剖学」と間違われており、これはとんでもない問題です。裁判所に正誤表を示して訂正を願い出ましたが、「いったん確定した記録は簡単に直せない」と断られ、再度の尋問を受けて訂正しなければならなかったのです。

一度しか証人尋問に立たないような通常の事件では、自分の証言記録をチェックするのは難しいことです。鑑定人は事件の当事者ではないという理由で、自分の証言記録の閲覧を、裁判所に請求しても許可されません。しかたがないので、原告側あるいは被告側の弁護士に頼んで、コピーを見せてもらうしかないのです。

裁判とは何だろう

保土ヶ谷事件

ただの酔っぱらいと判断した警察

事件が発生したのは、平成九年（一九九七）七月十九日午前零時半ごろ、横浜市保土ヶ谷《ほどがや》区のある交差点に、ハザードランプを点滅させた一台のジープが止まっていたといいました。

左前輪がパンクして、前のフェンダーが凹《へこ》み、フロントガラスにはクモの巣状のひび割れが入っていたということです。

それを見つけた付近の人から通報があり、保土ヶ谷警察署のパトカーが現場に駆けつけました。そして、パトカーの巡査二名は、運転手は酔っぱらって寝ているのではないかということで、この車を道路脇に移動させて、そのまま警察活動に戻って行ったのです。

その後、午前一一時ごろに別の住民によって異常が発見されて、病院に搬送されたのですが、すでに死亡していたということになりました。

この男性の妻には午後に連絡があり、妻が警察に出向いて夫の遺体と破損したジープを受け取り、免許証と車のキー、小銭入れなどの遺品を渡されたということです。

パトカーが先に出動して車を移動したとか、そういう詳細な事実はまったく知らされていない状態で葬儀が行なわれました。たまたま車両発見場所付近の人から、最初にパトカーが来て車を移動したというようなことを、後になって遺族は偶然に知ったのです。また、葬儀で遺体の着物を着替えさせる時に、遺体の胸にはメスの跡がなかったということを見ていたのです。

ところが発行された死体検案書によりますと、監察医によって司法解剖が行なわれ、心筋梗塞を死因とする書類になっていることに、後から気付くのです。

そのことから、この夫人と男の子ども三人の家族は「真実はどうなっているのか？」ということを探す長い旅が始まったのです。

「実際に解剖したのなら、その証拠を見せてほしい」と言ったことに対して、監察医は「そんなもんあるか、俺も警察の被害者だ。そんなものは警察に言え」と暴言を吐いたということです。

その当時、神奈川県警は一連の不祥事で大揺れに揺れており、警察本部長が辞職するような事態も起こっていました。

この妻は、横浜地方検察庁に刑事告訴をしていましたが、不起訴となりました。

客観的に話す夫人に感銘

その後、夫人は民事裁判を提訴し、真相究明の場は横浜地裁になりました。ある弁護士のルートを通じて、この夫人が私を訪ねてきて、「なんとか真相は究明できないものでしょうか？」と言ってきたのです。

その当時の私は、死刑とか無期懲役のレベルのケースについて相談に乗っていることが多かったのですが、話を聞いてみると、事件そのものとしてはそれほど大きな事件ではないのですが、この夫人の態度がものすごく真剣であるだけでなくて、客観的な話し方をしていることに注目したのです。

通常は話を聞いて、ある程度アドバイスをして、それで他の専門家を紹介するということが多いのです。

一般的に女性は感情的になって言い分が変わることが多いのですが、この夫人に関しては、言っていることは客観的であるし、非常に物事を理性的に見ている人だということを実感できましたので、「それでは、できるところまで協力しましょう」ということになりました。

そうこうしている間に、司法解剖して摘出した心臓が保存してあるということが判明しました。そこで夫人が夫の遺体に、解剖した傷跡がなかったと言っており、現実に臓器が保存してあるのであれば、それが本物かどうかを鑑別することができると説明しました。

つまり、亡くなった方は火葬していますので血液型は分からないのですが、夫婦の間には実子の男の子が三人いますので、「そのＤＮＡ型の組み合わせによって、亡くなった夫のＤＮＡ型は詳細に判別ができます。そうすると実際に残されている、摘出されたという臓器のＤＮＡ型の鑑定をすれば、これが本物か偽物かは一目瞭然に分かります」と説明をすると、「それではぜひ鑑定をお願いしたい」ということになったのです。

同一人の臓器であるかを鑑定

平成十二年（二〇〇〇）九月に、横浜地方裁判所で第一回目の民事裁判の期日が開かれ、そうして期日七回目に摘出臓器があるということになったのです。そして裁判所から私へ正式な依頼があり、その保管している臓器は、本当に解剖した死者のものであるかどうかを鑑定してほしいということになりました。

実際に鑑定を引き受けるためには、裁判所に出頭して「宣誓」をすることになります。そこで平成十三年（二〇〇一）四月六日に、横浜地方裁判所第九民事部に出頭して宣誓をしたのです。

警察は亡くなった夫の心臓および同人のその他の臓器の組織片の標本を保存していると主張しており、残された妻と子どものＤＮＡ型鑑定による親子鑑定により、これらの臓器や標本は、夫の遺体の一部であると認められるか否かについて鑑定するということになりました。

まず宣誓した日に、一〇三号法廷でプラスチック容器入り臓器とプレパラート染色標本六七枚を受領しました。

ところが、この受領した臓器がどのような状態になっているのか、間違いなく受け取ったかどう

保土ヶ谷事件略年表

平成９年（1997）７月19日	事件の発生
平成10年（1998）９月	保護責任者遺棄致死容疑告訴
	虚偽検案書作成容疑告訴
平成12年（2000）２月	横浜地検、刑事告訴について不起訴処分
７月	横浜地裁に損害賠償請求提訴（1.7億円）
平成13年（2001）４月	押田鑑定受託、監察医が「摘出臓器」提出
８月	監察医、ブロック標本を裁判所に提出
	DNA型鑑定開始
平成14年（2002）４月	「臓器は別人のもの」とするDNA型中間報告書提出
平成15年（2003）１月	横浜検察審査会～不起訴を不当とする議決
	横浜地検は再捜査開始
３月31日	DNA型鑑定書（押田）提出
11月28日	押田鑑定人尋問（１回目）
平成16年（2004）２月13日	押田鑑定人尋問（２回目）
平成18年（2006）４月25日	横浜地裁民事判決（500万円＋弁護士費用）
平成19年（2007）９月６日	東京高裁民事判決（控訴棄却）確定

かと一覧表をチェックしている時に、異様なことに気がつきました。つまりこの組織標本を誰が作ったのかということが一つの問題になりました。

そこで、ある標本は矛盾がないとしても、別の標本は矛盾しているところもあるので、急いで裁判所の書記官に「資料をもう一度確認してくれ」といい、手続きが終わった後に急遽《きゅうきょ》来てもらって「標本が間違いないかどうかを、もう一度見てくれ」ということになったのです。

このようなことは、私も経験したことがないのですが、なにしろ預かったものが標本六七枚と、プラスチック容器入りの臓器だったものですから、それらについて再確認をしてもらうという、発端のところから異様な展開になったのです。

そして八月三十一日に「この標本を作るためのブロックがあるはずだから、それを出してくれ」と請求し、一八個のブロックを預かったのです。

ところが、このブロックを預かった時にも、先に受領した標本と合わないものがあるということに気付いて、これも裁判所に確認をしました。

判定できない異様な標本

その後の平成十四年（二〇〇二）二月になって、夫人と子ども三人の採血をし、DNA型鑑定をしようということになりました。この当時、DNA型鑑定はかなり進歩していまして、私の教室では現在使われているようなSTRの検査が、ほぼできるようになっていたのです。

平成九年に亡くなって、平成十三年に臓器を受け取りましたので四年経過しています。そこで法医学教室の方で、以前に法医解剖しホルマリン固定されている臓器では、本当にDNA型検査ができるのかどうかということを予備的にやってみたのです。そうしますと、すべての臓器で簡単にDNA型鑑定ができました。

つまり、親子鑑定もしっかりやれば、この臓器が合っているかどうかは一目瞭然に分かるという予備検査の結果を得ていたわけで、これなら二ヵ月か三ヵ月ですぐに結論が出るだろうという見通しだったのです。

ところが、現実に受け取ったプレパラート染色標本とブロックの標本が合わないのです。そして裁判所を経由して「このホルマリン標本はどういうふうにして、何パーセントのホルマリンで固定しているのか。そういう詳細についてデータを教えていただきたい」という問い合わせを出したのですが、返事はありませんでした。

仕方がないので、予備的に切り出した標本についてDNA型の検査をしたところ、平成九年当時に教室で解剖した標本では、簡単にDNA型の検査ができたのに、なんとこの検査の型判定ができないということになったのです。

そうすると、この標本が異様に古いのか、あるいは常識的なホルマリン固定ではないような操作が加わっているのかを、ぜひ知りたいと思って、再び「どのようにして保存したのかについて詳細を教えてほしい」と申し出たところ、これもナシのつぶてだったのです。

仕方なく、DNAの抽出法について種々検討を加え、結果的に中間報告書を出したのは一年後、最終報告書を出したのは、さらにその一年後でした。これも予想外でした。

つまり、鑑定の依頼を受けたのは、平成十三年四月六日でしたが、最終的な鑑定書を提出したのは、平成十五年（二〇〇三）三月三十一日でした。

その鑑定の結果では、提出された臓器の一部については、妻と三人の子どもから推定された死亡者のDNA型と矛盾しているということになったのです。この結果になるまでには二年間という予想外の時間がかかりましたが、鑑定を引き受けた時にはこんなふうになるとは思わなかったのです。

その他に、提出されたブロック標本のうち一七個は、プレパラートHE（ヘマトキシリン・

エオジン）染色標本と形態学的に一致していましたが、肺臓二個と一致するブロック標本二個は提出されていません。またプレパラートのＨＥ染色標本と形態学的に一致しないブロック標本が別に一個ありました。

なぜ、こんなことになるのか？　普通の大学医学部でこのような遺体関係の仕事をする者にとっては理解しかねることでした。

提出されたプレパラート染色標本六七枚のうちに、対照と記載された染色標本も混在していました。つまり遺体のものではないものが入っていたということになります。

この結果は解剖をしたかどうかを考える上では非常に貴重な結果で、実際には「臓器は間違いなく、この遺体から取ったものだ」と主張していた警察について、大きな矛盾がある結果だったものですから、それについてはその後、鑑定人尋問を受けることになりました。

第一回目の鑑定人尋問は、平成十五年十一月二十八日に行なわれ、それだけでは足りないということで、平成十六年（二〇〇四）二月十三日に第二回目の鑑定人尋問を受けることになったのです。

鑑定人尋問の後で驚くべき報道

ます。

　実際の裁判では、この鑑定人尋問を受けてはじめて証拠採用されるということになっています。鑑定人には、「日時は次の通りである、正当な理由なく出頭しない時は法律上の制裁（訴訟費用の負担）、科料、罰金または拘留《こうりゅう》を受けることがあります。病気その他、やむを得ない事情で出頭できない時は、前もって診断書その他証明書を添えて、その旨《むね》届けてください」と書いた呼び出し状がくるのです。

　鑑定人尋問を受けたわけですけれども、その時には、この事件そのものはかなりマスコミで注目されていました。大きい事件では傍聴人は抽選になり一〇倍、三〇倍というような倍率になりますが、この十一月二十八日の時には、三六人が希望して三四人が法廷の中に入れましたのです。それほどではなかったものの満員になっていました。

　裁判所の中にカメラの持ち込みができません。たまたま教職員で似顔絵を描くのが上手い人がいましたので、似顔絵を描くようにお願いしたところ、裁判長の顔あるいは検察官の顔、弁護人の顔などを漫画調ですが、結構似た形で描いてくれたので、記録として残しています。

　その鑑定人尋問の中で、ＤＮＡ型鑑定が相違しているということについて、これは決定的な証拠になりかねないため大きく問題になり、警察側あるいは被告人側の弁護士も結構本気で突っ込んできました。

実は私はその当日、参考として提出しようと思って資料を持って行ったのです。それは鑑定書と同じ写真のネガを使って、明るさを変えて印画したものです。

なぜかと言いますと、ドットブロットという方法でもＤＮＡ型鑑定をしていたのですが、これは対照になるドットよりも色がはっきりと発色しているものが陽性だというものです。しかし通常の印画では、どちらが濃くてどちらが薄いか判別しにくいかもしれないと、同じネガを使って濃く印画した場合にどうなるかということで、参考までに持って行ったのです。残念ながらこれは、県の警察側の代理人の弁護士から拒否されてしまいました。

そういうことについて詳細に証言し、通常では親子鑑定の場合には三ヵ月以内で結論が出ることを説明しました。ブロックが提出されたとしても、数年くらい経過した試料であれば、簡単に最先端のＤＮＡ型鑑定ができるはずなのに、その方法が使えなかったので中間報告で一年、最終報告までに二年もかかったということを説明したのです。

それ以外にも、本来、普通にＤＮＡが抽出されるのであれば、詳細なＤＮＡ型鑑定で識別ができるのにその方法が使えない。その理由がなぜかはよく理解できないけれども、それに代わる次善の策で検討した結果、提出された臓器はこの夫人と子ども三人から推定された故人のDNAの型と矛盾しているということになったのです。

その続きについて、翌年二月十三日に、また鑑定人尋問が行なわれました。

実際には鑑定人尋問の時にも、いくつか問題点については詳細に証言しております。そして第二回目の尋問が終了したのですが、それに対して地方検察庁では、別途に提出臓器のDNA型鑑定をしたということが新聞で報道されました。

驚くべきことに、別人かつ女性のものであるというように報道されていました。これについては私は重大な疑いを持っていますが、実際に鑑定書を見たわけではないので、詳細な反論はしないことにしたのです。

その後結審し、平成十八年（二〇〇六）四月二十五日に横浜地裁で判決が出ました。一億数千万円の請求に対して、実際の判決では慰謝料として五〇〇万円プラス弁護士費用を支払えというものでした。この内容では原告側の家族および被告の神奈川県警も承服できないということで控訴になりました。

その後、平成十九年（二〇〇七）九月六日に一億六〇〇〇万円請求の訴訟に対して、五五〇万円の慰謝料プラス弁護士費用を支払えということで、双方の控訴を棄却するという判決が出ました。

裁判は真相を究明する場ではないのか

　もう少し事件の問題点を詳細に追求しなければいけないと思いましたが、その控訴審判決の後に夫人が訪ねてきてこう言いました。

「日本における刑事告訴の扱いについて、非常にがっかりしました。そして、それに代わるものとして損害賠償請求を本意でやったわけではありませんが、一億六〇〇〇万円の請求という形に整えて、お父さんの霊を慰めるための訴訟と思ってやったのです。結果的には解剖はしたことに認定する。そして、ただその途中経過に若干の足りないものがあるとして、ほんの一部の五〇〇万円の慰謝料しか認めない。真相究明とか、何が真実でどれが嘘だったのかというようなことをはっきりさせてくれるのが裁判だと思って期待していたにもかかわらず、そういうものとは無縁の全然違う形の判決が、一審のみならず控訴審でも出ました。私はもう裁判というのは真相を究明するような場ではないということを実感しましたし、もう疲れ果ててしまいました」

　旦那さんがお亡くなりになってから、一〇年が経ってしまっていたのです。

「つきましては、鑑定人として、いろいろ努力してくださったことについては、心から御礼を申し上げたいと思っております。しかし、もう上告して争うことはやめました」ということになったのです。

そこで私は、あえて夫人に苦言を呈しました。「本当に鑑定人として、十分に鑑定の結果が生かせたのかどうかということについては、こちらも反省すべきことがあるかもしれません。しかし、あなたが現実に一〇年間真面目に訴訟に取り組んできたということは、傍《かたわ》らで見ていてはっきり分かっています。そういう点で今、裁判員制度が始まるわけですので、それについて裁判を経験したらこういうことであったということを、広く社会に訴えていってほしい。そうしてくれないと、亡くなった旦那さんも含めて、途中で努力したわれわれ鑑定人としても、それが報われることはありませんよ」と言い、「できれば裁判の実像について、社会に正確に伝わるように訴えていってほしい」ということをお願いしたのです。

夫人は、はっきり「はい」とは答えませんでしたが、そういう気持ちでいるという鑑定人の気持ちは伝えたのです。

この事件については、DNA型鑑定専門家の観点から見ると、これは解剖したかどうか非常に怪しいものです。そして、その臓器についても非常に疑問点があるということですけれども、この当時は不可能だった新しいDNA型鑑定の方法でDNAを抽出すれば、あるいは明らかに結論が出るのかもしれません。この鑑定をした当時の私の持っている技量が、果たしてこれを判断するのに十分だったのかどうかということを反省させられる事件でもあったわけです。

もし、この裁判が長引いて（あるいは上告して）いれば、足利事件でＤＮＡ型鑑定が注目されて、菅家氏が釈放される時点の後まで引き続いていたら、違う判断もあり得たのではないか？　とも思われます。

「タラ、レバ」は現実にはあり得ませんが、今でも鑑定人として納得のいかない事件の一つであることは明らかです。

裁判官は正義より出世が命か？

誤った決定を出しても勲章を受章する裁判官もいる

元裁判官の瀬木比呂志《せぎひろし》氏が『絶望の裁判所』（講談社現代新書）を出版し、話題となっています。瀬木氏は三三年間にわたって裁判官に任官し、二〇一二年に明治大学法科大学院教授になっています。

長い裁判官の経験の中で、実感した「裁判官がそんなことをするはずがない」という事例を具体的に指摘しています。

最高裁の意に沿わない人材の排除システム、ハラスメントの横行する裁判所の荒廃ぶりの記載にはビックリしますが、最近の再審無罪の現状に対する対応を経験した鑑定人としては、一理あると納得しました。

私も鑑定人として、「もし鑑定が間違っていたら辞職するしかない」と覚悟して慎重に記載して提出した鑑定書が、いとも簡単に「信用できない」とされました。

最高裁の決定の中に、私の提出した鑑定書についてなんら記載されないことが、足利事件、東電女性会社員殺人事件と連続して生じたりしていることは紛れもない事実です。

そして、このような決定を誤って出したことが、その後に冤罪無罪となっているのに、元最高裁の裁判官は「勲一等」「旭日大綬章」などの勲章を受章したままになっていていいのだろうかと最近自問しています。

それはまだ……なっていない

コックスさん（女性、二五歳）はテコンドーの黒帯を持っており、大空への憧《あこが》れをもっていました。しかし、彼女には両腕がなかったのです。

飛行機のパイロットを勧められ、大空を飛ぶチャレンジをすることにしたそうです。

通常の人が半年で済む訓練を、彼女は三年かけて終えしました。そして、世界で初の足だけでの操縦をなし遂げたということです。

彼女の辞書にはあきらめるという文字はなかったようでした。

「それはできない」とは絶対に言わないそうです。

「それは〝まだ〟できるようになっていない」というのだそうです。

私は日大法医学教授定年までに約二〇件の再鑑定をしており、鑑定人の意見が判決に取り入れられたケースは四件のみでした。

たとえば沖縄県で、米国人が日本人をレイプした事件では、米国人が犯行を否認していましたので、検察官より第三鑑定人として推薦されました。沖縄県警察本部で試料を受け取りDNA型鑑定を施行し、鑑定書を作成しました。さらに那覇地方裁判所の通訳付の公判で、犯人としてのDNA型は矛盾しないと証言し、有罪判決が確定しました。

福岡県の歯科医療事故死が争われたケースでは、弁護士より第二鑑定人として推薦されました。ベルトコンベアー式の歯科診療に問題があることを公判で証言し、理事長が有罪となりました。

押田鑑定書の結果と一致した再審事件では、足利事件が五件目、東電女性会社員殺人事件が六件目、袴田事件が七件目です。福井中学生殺人事件が八件目、飯塚事件が九件目になるかというところです。

つまり押田鑑定書の結果と一致した判決に「〝まだ〟なっていない」事件が一〇件以上もあったのです。

定年後、さらに一〇件近い再鑑定をしており、半数以上の事件が私の鑑定書の結果と一致した判決に「〝まだ〟なっていない」のです。つまり、押田鑑定をした事件の約一五件が再審無罪判決、または押田鑑定書の結果と一致した判決に「〝まだ〟なっていない」という状況にあるのです。

あとがき

「法医学とは、法律に関係のある医学的な問題を研究し、応用する学問であり、具体的な問題を対象として社会活動をしなければならない」と恩師である東北大学赤石英教授はわれわれを厳しく教育してくださいました。

法医学分野ではこの四〇年間で劇的に変わったことがあります。DNA型鑑定もその一つですが、現在出版されている「専門書」でも大きな誤解があることに驚かされます。知ったかぶりをせず、不明なことは本格的な専門家に聞くことが大切ですが、専門家面《づら》をしているエセ専門家が多いことにもビックリさせられます。

「知らない」ことは「知らない」と正直にいうことが、「専門家としての入り口ですよ」ということを実例で恩師に叩き込まれたことを思い出しています。

往年の日本法医学会と比較してみますと、今後の法医学会を担うべき若手の専門家が限られていることが心配です。

東北大学と日本大学では幸いに後輩に恵まれ、恩師の赤石先生の教えを伝えることができたと思っています。しかし有力大学の法医学分野ではほとんど後継者が壊滅的な状態にあります。死者は投票権もないことから、法医学で扱う分野は、責任は重くとも経済的に報われることが少ない分野であり、後継者が限られています。

日大法医学教室の教授定年後には比較的時間も取れるようになりましたので、死刑や無期懲役以外の、その他の刑事事件のみならず民事事件の相談も増えてきました。

そこで、平成二十四年一月に、神楽坂法律事務所（開設者：水沼直樹弁護士〜東北大法学部出身、日大ロースクール卒業後弁護士、家族のほとんどが医師）の新設に伴い、神楽坂法医学研究所を併設させていただき、所長となりました。

神楽坂法医学研究所では、次のような分野の鑑定・意見書作成などに関して相談に応じています。

①法医解剖に関する鑑定　②DNA型鑑定　③医療事故に関する鑑定　④薬毒物鑑定……など。

刑事裁判に関係する約二〇〇〇体におよぶ法医解剖（司法解剖や承諾解剖など）に関して、警察庁長官より警察協力章を受領（平成二十年三月）し、また分担していました宮城県・沖縄県・埼玉県の警察本部長賞もいただいております。民事裁判に関しても、ライフワークとして取り組んでいる「医療事故の真相究明と予防対策」分野の医療関係者（大学病院・民間病院・医師会・看護協会など）依頼の講演（再現ドラマ付き）も好評で、継続しています。

具体的な医療紛争に関する鑑定や意見書の作成に関しても、相談に応じて解決に協力したいと思っています。ささやかな事務所ですが、誠意を持って相談に応じ、専門的な分析と豊富な人脈による知識を駆使して、従来に見られない法医学研究所の姿を模索しています。

水沼弁護士は平成二十五年一月より亀田総合病院（八六五床）の院内弁護士として、勤務しています。後任として慶應義塾大学ロースクールで私の講義を受けた松山いずみ弁護士（北海道大学法学部出身、64期）が平成二十五年三月一日に赴任しています。

このような状況の中で、多くのＤＮＡ型に関連するレイプやワイセツ事件の相談も多くなり、日本における刑事裁判の現状をつぶさに検討してゆくと、異様な状況に直面しビックリすることがありました。

さらに、警察では家庭内の紛争には関与しないという大原則がありましたので、遺産相続に関連する相談に直接関与することは少なかったのです。しかし現実には、八〇〜九〇年前の戸籍を正確に戻すための親子鑑定の相談が連続的に来ています。つまり重要な関係者が数年前に死亡し火葬されてしまっており、義歯や櫛などからの正確なＤＮＡ型鑑定が問題となってきました。

本書では、再審問題に大きな焦点をあてましたが、その科学的証拠の基本となっているDNA型鑑定をめぐる問題点にも言及せざるを得ませんでした。

医学部の学生定員を増加することが進行中ですが、基礎的研究者を目指す若手医師が少ないことも注目されています。今のうちに、何とか若い芽が育ってほしいと心から願って本書を完成させました。

本書の刊行に関しまして、亀田総合病院の水沼直樹弁護士、神楽坂法律事務所の松山いずみ弁護士や若山陽一郎氏、日本大学医学部社会医学系法医学分野の鉄堅講師・磯部英二先生、飯酒盃勇技官、森田香先生などの協力に感謝いたします。また、MST鑑定科学技術センターの関係者の方々の協力がなければ本書は日の目を見なかったと思います。前著を含めて事務的なことをすべて処理してくださった、株式会社渋柿舎の援助および祥伝社水無瀬編集長の協力により本書は短時間で完成できました。

【参考文献】

『裁判官はなぜ誤るのか』秋山賢三　岩波新書／『目撃者の心理学』厳島行雄・仲真紀子　北大路書房／『死者の声に耳を澄まして』石津日出雄　ふくろう出版／『科学鑑定〜ひき逃げ車種からDNAまで』石山昱夫　文春新書／『平気で冤罪をつくる人たち』井上薫　PHP新書／『冤罪の軌跡〜弘前大学教授夫人殺害事件』井上安正　新潮新書／『私は無実です　検察と闘った厚労省官僚村木厚子の445日』今西憲之＋週刊朝日取材班　朝日新聞出版／『冤罪弁護士』今村　核　旬報社／『冤罪弁護士が語る真実』今村核　講談社現代新書／『焼かれる前に語れ』岩瀬博太郎・柳原三佳　WAVE出版／『法医学者、死者と語る』岩瀬博太郎　WAVE出版／『冤罪法廷　特捜検察の落日』魚住　昭　講談社／『美談の男〜冤罪　袴田事件を裁いた元主任裁判官・熊本典道の秘密』尾形誠規　鉄人社／『犯罪被害者のための新しい刑事司法（第2版）』岡村　勲監修　明石書店／『事件の現場』押田茂實　永岡書店（コスモ出版）／『死人に口あり』押田茂實　実業之日本社／『現場の法医学（改訂2版）』押田茂實・鈴木雄介　フレッシュア・ップ・スタジオ／『法医学現場の真相』押田茂實　祥伝社新書／『Q&A 見てわかるDNA型鑑定』押田茂實・岡部保男編著　現代人文社／『冤罪はこうして作られる』小田中聰樹　講談社現代新書／『違法捜査〜志布志事件「でっち上げ」の真実』梶山天　角川学芸出版／『裁判官が日本を滅ぼす』門田隆将　WAC／『事実認定の適正化〜続・刑事裁判の心』木谷　明　法律文化社／『刑事事実認定の基本問題』木谷　明　成文堂／『刑事事実認定の理想と現実』木谷　明　法律文化社／『足利事件〜冤罪を証明した一冊のこの本』小林篤　講談社文庫／『誤報〜新聞報道の死角〜』後藤文康　岩波新書／『誤報と虚報』後藤文康　岩波ブックレット／『獄中詩集　壁のうた〜冤罪・布川事件〜』桜井昌司　高文研／『冤罪をつくる検察、それを支える裁判所』里見　繁　インパクト出版会／『東電OL殺人事件』佐野眞一　新潮文庫／『冤罪File NO.17』佐野眞一VS客野美喜子　ケーズ・パブリッシング／『殺人犯はそこにいる〜隠蔽された北関東連続幼女誘拐殺人事件』清水　潔　新潮社／『冤罪放浪記』河出書房新書　杉山卓男／『足利事件　松本サリン事件』菅家利和・河野義行　TOブックス／『絶望の裁判所』瀬木比呂志　講談社現代新書／『鶴見事件』抹殺された真実』高橋和利　インパクト出版会／『血痕鑑定と刑事裁判〜東北三大再審無罪事件の誤判原因』田中輝和　東北大学出版会／『逆転無罪の事実認定』原田國男　勁草書房／『無罪請負人』広中惇一郎　角川ONEテーマ21／『司法殺人〜元裁判官が問う歪んだ死刑判決』森　炎　講談社／『袴田巌は無実だ』矢澤曻治　花伝社／『死にかたが分からない』柳田純一　東京書籍／『あの世の身体　この世の生命』柳田純一　集英社／『裁かれるのは我なり〜袴田事件主任裁判官三十九年目の真実』山平重樹　双葉社／『袴田事件〜一家四人強盗殺人・放火事件の謎』山本徹美　悠思社／『袴田事件〜再審決定！冤罪事件48年目の真実』山本徹美　プレジデント社（online）／『無罪〜裁判員裁判、372日の闘争…その日〜』吉野量哉　竹書房／『刑事裁判ものがたり』渡部保夫　日本評論社

切りとり線

★読者のみなさまにお願い

この本をお読みになって、どんな感想をお持ちでしょうか。祥伝社のホームページから書評をお送りいただけたら、ありがたく存じます。今後の企画の参考にさせていただきます。また、次ページの原稿用紙を切り取り、左記まで郵送していただいても結構です。

お寄せいただいた書評は、ご了解のうえ新聞・雑誌などを通じて紹介させていただくこともあります。採用の場合は、特製図書カードを差しあげます。

なお、ご記入いただいたお名前、ご住所、ご連絡先等は、書評紹介の事前了解、謝礼のお届け以外の目的で利用することはありません。また、それらの情報を6カ月を越えて保管することもありません。

〒101-8701（お手紙は郵便番号だけで届きます）
祥伝社新書編集部
電話03（3265）2310
祥伝社ホームページ　http://www.shodensha.co.jp/bookreview/

★本書の購買動機（新聞名か雑誌名、あるいは○をつけてください）

＿＿＿＿新聞の広告を見て	＿＿＿＿誌の広告を見て	＿＿＿＿新聞の書評を見て	＿＿＿＿誌の書評を見て	書店で見かけて	知人のすすめで

★100字書評……法医学者が見た　再審無罪の真相

名前

住所

年齢

職業

押田茂實　おしだ・しげみ

1942年、埼玉県生まれ。東北大学医学部卒業。日本大学医学部法医学名誉教授。医学博士。さまざまな犯罪事件に関わる法医学解剖、DNA型鑑定、薬毒物分析、重大事件・災害における遺体検索、医療事故の解析・予防対策など、40年以上にわたって法医学現場の第一線で活躍。『医療事故』『法医学現場の真相』（ともに祥伝社新書）などの著書がある。

法医学者《ほういがくしや》が見《み》た　再審無罪《さいしんむざい》の真相《しんそう》

押田茂實《おしだしげみ》

2014年12月10日　初版第1刷発行

発行者……………竹内和芳
発行所……………祥伝社しょうでんしゃ
〒101-8701　東京都千代田区神田神保町3-3
電話　03(3265)2081(販売部)
電話　03(3265)2310(編集部)
電話　03(3265)3622(業務部)
ホームページ　http://www.shodensha.co.jp/

装丁者……………盛川和洋
印刷所……………萩原印刷
製本所……………ナショナル製本

Printed in Japan　ISBN978-4-396-11395-7　C0232